Heidelberger Taschenbücher Band 203

Angewandte Psychologie

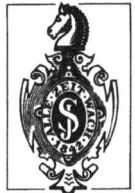

J. Mark Ackerman

Operante Lernmethoden im Unterricht

Übersetzt von
A. Orlovius und C. Rasokat

Mit 18 Abbildungen

Springer-Verlag
Berlin Heidelberg New York 1980

J. Mark Ackerman
Linn Country Mental Health Clinic
Albany, Oregon/USA

Übersetzer
Anita Orlovius, Wüllnerstraße 113a, 5000 Köln 41
Cornelia Rasokat, Olpener Straße 445, 5000 Köln 91

Titel der amerikanischen Originalausgabe:
Operant Conditioning Techniques
for the Classroom Teacher, 1st Edition
Copyright © 1972 by Scott, Foresman and Company,
Glenview, IL 60025/USA

ISBN-13: 978-3-540-09687-0   e-ISBN: 978-3-642-67465-5
DOI: 10.1007/978-3-642-67465-5

CIP-Kurztitelaufnahme der Deutschen Bibliothek. Ackerman, John Mark: Operante Lernmethoden im Unterricht/J. Mark Ackerman. Übers. von A. Orlovius u. C. Rasokat. – Berlin, Heidelberg, New York: Springer 1980
(Heidelberger Taschenbücher; Bd. 203: Angewandte Psychologie) Einheitssacht.:
Operant conditioning techniques for the classroom teacher < dt. >
ISBN 3-540-09687-6 (Berlin, Heidelberg, New York)
ISBN 0-387-09687-6 (New York, Heidelberg, Berlin)

Das Werk ist urheberrechtlich geschützt. Die dadurch begründeten Rechte, insbesondere die der Übersetzung, des Nachdruckes, der Entnahme von Abbildungen, der Funksendung, der Wiedergabe auf photomechanischem oder ähnlichem Wege und der Speicherung in Datenverarbeitungsanlagen bleiben, auch bei nur auszugsweiser Verwertung, vorbehalten. Bei Vervielfältigung für gewerbliche Zwecke ist gemäß § 54 UrhG eine Vergütung an den Verlag zu zahlen, deren Höhe mit dem Verlag zu vereinbaren ist.

© by Springer-Verlag Berlin, Heidelberg 1980

Die Wiedergabe von Gebrauchsnamen, Handelsnamen, Warenbezeichnungen usw. in diesem Werk berechtigt auch ohne Kennzeichnung nicht zu der Annahme, daß solche Namen im Sinne der Warenzeichen- und Markenschutz-Gesetzgebung als frei zu betrachten wären und daher von jedermann benutzt werden dürften.

Satz: LibroSatz Joh. Witt, Kriftel

2126/3140-543210

Einleitung

Von Schülern, die ihre Arbeit tun, wenig Ärger machen und sich nie beklagen, sagt man, daß sie gerne zur Schule gingen. Ein Schüler, der seine Zeit damit verbringt, vorlaut zu sein, im Klassenzimmer herumzulaufen und seine Mitschüler zu verprügeln, geht angeblich auch gerne in die Schule. Wie es auch sei, die meisten Lehrer sind dem Verhalten des letzteren abhold; sie bevorzugen das Verhalten des ersteren. Die operanten Konditionierungstechniken versetzen den Lehrer in die Lage, seine Wünsche zur Wirklichkeit werden zu lassen.

Man nennt Schüler, die die meiste Zeit ein Problemverhalten an den Tag legen »unmotiviert«. Natürlich ist ein Schüler, der lieber zuhause bleibt als zur Schule zu gehen, noch unmotivierter, das gilt auch für den, der sich Tagträumen hingibt anstatt aufzupassen oder dasitzt und weint anstatt mitzuarbeiten. Wir wollen hier nicht darauf eingehen, wie wichtig Schule und Erziehung für die Erwachsenen ist, auf jeden Fall stehen die »Faulenzer«, die »emotional Gestörten« oder die »Problemschüler« schulischem Verhalten entgegen. Die Schule macht ihnen einfach keinen Spaß. Sie sind unmotiviert. Die operanten Konditionierungsmechanismen weisen dem Lehrer den Weg, seinen Schülern schulische und soziale Verhaltensweisen zu lehren, die ihnen Spaß machen. Sie können motiviert werden. Dabei ist es das Beste, wenn Lehrer und Schüler den Prozeß des operanten Konditionierens als Vergnügen empfinden.

Die operanten Konditionierungstechniken erwachsen aus der Anwendung der Lernprinzipien in die Aufgabe, Verhalten zu verändern. Der Begriff »operant« wird aus dem Wort »operieren« abgeleitet. Während des operanten Konditionierens kann die betroffene Person nach freiem Willen in ihrer Umgebung »operieren«. Die Konsequenzen des Verhaltens erhöhen die Möglichkeit des wiederholten Auftretens des gezeigten Verhaltens. Aufgrund dessen wird gesagt, daß das Erscheinen des Verhaltens konditioniert ist. Wenn die Konsequenz B ausschließlich und immer nach der operanten Verhaltensweise A eintritt, heißt es von B, daß es A folgt (contigent on). Die Abfolge eines Verhaltens und einer Konsequenz konditioniert das Verhalten. Das Konditionieren läßt ein Verhalten mehr oder weniger wahrscheinlich auftreten. Innerhalb des Unterrichts wollen wir einige Verhaltensweisen mit größter Wahrscheinlichkeit auftreten lassen und andere dafür weniger. Das operante Konditionieren ist ein wirkungsvolles Werkzeug in der Technologie des Lehrens.

Die Prinzipien des Lernens wurden in Experimentallaboratorien aufgestellt, die in den letzten 50 Jahren Teil der meisten größeren Universitäten sind. Während die meisten dieser Lernprinzipien aus Experimenten mit Tieren gewonnen wurden, besonders mit Albinoratten und Tauben, haben seit 1950 viele Forscher diese Prinzipien auf das menschliche Lernen übertragen. Zusätzlich wurden neue Lernprinzipien auf der Grundlage des menschlichen verbalen Verhaltens entwickelt.

In den letzten zehn Jahren erwiesen sich die operanten Konditionierungstechniken besonders wertvoll im Unterricht. Nicht nur, daß diese Techniken das Lernniveau jedes Schülers erhöhen können, bieten sie auch dem Lehrer besonders effektive Handhaben für einen Schüler, dessen schulischer Fortschritt hinter dem seiner Altersgenossen zurückhinkt. Ein solcher Schüler wird oft als emotional gestört, als problematisch, als geistig zurückgeblieben oder sogar hirngeschädigt bezeichnet und wird dann, auf sich gestellt, ein »Faulenzer« oder Versager. Verhaltenswissenschaftler haben jedoch bewiesen, daß auch diese Schüler lernen können und Freude daran haben, wenn sie von Lehrern unterrichtet werden, die in der Anwendung von operanten Konditionierungstechniken versiert sind.

Die in diesem Buch »Operante Lernmethoden im Unterricht« beschriebenen Techniken können jederzeit für Verhaltensänderungen bei Kindern vom Kindergarten an bis zur 6. Klasse angewandt werden. Nach diesem Zeitpunkt ist die Anwendung schwieriger, weil die meisten Schüler anstelle des einen Lehrers mehrere haben. Überdies gilt, daß das Verhalten mit zunehmendem Alter der Personen immer schwerer zu verändern ist. Im Idealfall sollten Schüler mit Leistungsdefiziten oder Verhaltensproblemen im ersten Schuljahr bzw. im Kindergarten entdeckt werden. Das gibt dann genügend Zeit für eine effektive Behandlung.

Der Hauptanteil der in diesem Buch vorgestellten Techniken wurde von Lehrern in öffentlichen Schulen vom 1.–6. Schuljahr benutzt. Andere Techniken, speziell die in Kapitel 11 beschriebenen, wurden in öffentlichen Sonderschulen, Kindergärten und Vorschulen angewandt. In geringem Maße wurden diese Techniken auch im 7. und 8. Schuljahr angewandt, speziell in einer Reihe von Grundschulen in ländlichen Gebieten. Bisher waren die Ergebnisse mit älteren Grundschülern, die operanten Konditionierungstechniken unterworfen wurden, signifikant, aber nicht so bedeutend wie die der Grundschüler. Im Gegensatz dazu sind meine Erfahrungen mit Hochschülern sehr beschränkt. Eine Behandlung erfolgte ausschließlich von Fall zu Fall und die angestrebten Verhaltensziele waren rar.

Frühere Ausgaben dieses Buches wurden als Text in vier Hochschulkursen für 76 ausübende Lehrer benutzt. Diese Lehrer lehrten von der Volksschule an bis zur 12. Klasse und alle erhielten die für den Kurs verlangten Daten aus ihrer Schulklasse. Einige Lehrer benutzten dieselben Techniken, um das Verhalten der Kinder zuhause zu ändern. Über 100 zusätzliche Lehrer wandten diese Techniken von Fall zu Fall bei Schülern bzw. Klassen an. Es gab einige Lehrer, die intuitiv diese Techniken benutzten. So fähig diese Lehrer auch waren, so konnten sie nicht erklären, was an ihrem Verhalten so effektiv war. Sie konnten ihre Techniken nicht an andere Personen weitergeben. Aber sobald sie die Lernprinzipien gelernt hatten, waren diese Lehrer in der Lage, ihr Wissen anderen zu unterbreiten sowie schwieriges Verhalten nachhaltig zu verändern.

Die operanten Konditionierungstechniken bieten dem Lehrer ein mächtiges Werkzeug, um neues Verhalten anzuregen und altes, unnützes Verhalten abzuschwächen. Weil diese Technik so verläßlich ist, können aber auch

überflüssige, verrückte oder sogar gefährliche Dinge gelehrt werden. Die Leute müssen entscheiden, was sie lehren wollen und sie müssen sich über die langfristigen Implikationen dessen, was gelehrt worden ist, im Klaren sein. Die operante Technologie vermittelt nur das Wie, nicht das Was. Benutzen Sie sie dazu, Ihre Schüler fähiger zu machen, damit sie ein befriedigendes Leben leben.
Es sind noch keineswegs sämtliche Lernprinzipien bestimmt worden. Die operanten Techniken, die hier angeboten werden, können noch bei weitem nicht als optimal gelten. Sie stellen nur einen großen Schritt in dem Wissen dar, das vor 6 Jahren Anwendung fand. Sie werden zweifellos im Zuge der Anwendung dieser Techniken Neuland betreten. Jeder Fall ist ein neues Problem, das den Anhaltspunkt für eine neue Technik bedeuten kann.
Die vorliegenden Techniken werden den Lehrer nicht in einen Neurologen, Psychologen oder Psychiater verwandeln. Sie sollten weiterhin die Hilfe von Spezialisten auf dem Sektor der Verhaltensprobleme, die zu komplex sind und außerhalb Ihrer Kompetenz liegen, in Anspruch nehmen. Sie sollten jedoch nach dem Studium dieses Buches ein kritisches Bewußtsein darüber aufgebaut haben, wo die wissenschaftliche Fähigkeit endet und wo die falsche Kompetenz anfängt. Erwarten und verlangen Sie wirkliche Unterstützung von seiten der Experten. Nehmen Sie sich in acht vor der Magik des Wortes bei der diagnostischen Etikettierung oder bei unpsychologischen Phantastereien. Weigern Sie sich, psychologischen Jargon anzuhören, der in keinem Falle weder Ihnen noch Ihrem Problemschüler weiterhilft. Führen Sie sich vor Augen, daß Sie, der Lehrer, den einzigartigen Vorteil haben, ein Kind sechs Stunden täglich zu lehren. Der Lehrer ist in der Lage, viele Fähigkeiten anzuerziehen, die von keinem anderen Professionellen gelehrt werden können. Dieses Buch behandelt die Wege, schulisches und soziales Verhalten mit Hilfe eines äußerst nützlichen Werkzeuges, des operanten Konditionierens, zu lehren.
Der Erfolg in der Anwendung operanter Konditionierungstechniken liegt im Verständnis von verschiedenen Schlüsselkonzepten. Der Leser sollte gut beraten sein, wenn er sein bisheriges Unterrichtsverhalten erst dann ändert, wenn er

1. alle wesentlichen Konzepte verstanden hat
2. das gesamte Paket der Konzepte in ihrer richtigen Folge beständig benutzt
3. die Schlüsselkonzepte in ihren wesentlichen Teilen anwendet.

Als Analogie dazu sei folgendes gesagt: Wenn Sie einen eßbaren Kuchen backen wollen, brauchen Sie die verschiedenen Zutaten in einer gewissen Reihenfolge. Nehmen Sie nur ein oder zwei Zutaten eines Rezeptes, wird der Kuchen ungenießbar werden. Geben Sie Mehl hinzu, bevor Sie die Eier geschlagen haben, wird das Ergebnis schwach. Und geben Sie das Doppelte an Backpulver hinein bei gleichzeitiger Verkürzung des Backvorganges, können Sie sicher sein, daß der Kuchen nicht zu essen sein wird. Bevor Sie nun das Verhalten Ihres Schülers durch die Anwendung operanter Techniken verändern:
1. Lesen Sie das gesamte Buch
2. Lesen Sie es nochmals, um die Schlüsselkonzepte zu lernen,
3. Kontrollieren Sie die Abschnitte in bezug auf die Folge, in der die Schlüsselkonzepte benutzt werden,
4. Planen Sie die einzelnen Schritte Ihrer Intervention minutiös
5. Beginnen Sie Ihr Programm gemäß dem Plan, während Sie stetig die Daten und dieses Buch verfolgen, das Ihnen auch bei der Revision Ihrer Strategie helfen kann.

Sind Sie an einer Schule beschäftigt, sollten Sie einen zweiten Lehrer der Schule hinzuziehen. Sie und Ihr Partner werden mehr von diesem Buch lernen, wenn Sie es diskutieren. Es ist immer zweckmäßig, mit jemandem über das, was gelernt wird oder gelernt werden soll, zu sprechen. Sie werden besonders davon profitieren, wenn ein anderer Lehrer in seiner Klasse das Verhalten eines Schülers verändert, während Sie das in Ihrer Klasse auch gerade tun. Sie sollten sich dann regelmäßig treffen, rekapitulieren, planen, wiederholen, mitfühlen und nochmals probieren. Das Interesse und die Unterstützung, die eine solche Verbindung bietet, wird Ihre Anstrengungen, die operanten Techniken zu lernen, aufrechterhalten und Ihre Chancen auf Erfolg mit ihren ersten Schritten zur Verhaltensänderung eines Schülers maximieren.

Inhaltsverzeichnis

1 Die Keimtheorie des Verhaltens 1

Historische Perspektive 3
Funktionale Störungen 3
Donald in Omaha 4
Zusammenfassung der Keimtheorie 5

2 Theorie des Sozialen Lernens 6

Soziales Lernen 8
Die Regeln der Wissenschaft 10
Grundsätze des Sozialen Lernens 12

3 Grundzüge des Lernens 14

Gewohnheiten (habits) bilden sich nur langsam 14
Wir müssen beobachten lernen 15
Operantes Konditionieren 16
Positive Verstärkung 17
Negative Verstärkung...........................18
Benutzen Sie positive Verstärkung 18
Nichtverstärkung 19
Hemmung (inhibition) 20
Kontrolle durch Bestrafung 21
Bestrafung erniedrigt 22
Bestrafung ist situationsspezifisch 22
Bestrafung ist arbeitsaufwendig 23
Bestrafung ist kein Spaß 23
Warum überhaupt bestrafen? 23
Positive Kontrolle 24
Zusammenfassung zur Kontrolle 25
Gewohnheiten 25

Verstärkungsprogramme 26
Intervall- und Quotenprogramme 27
Heranbilden von Gewohnheiten 29
Aufrechterhalten von Gewohnheiten 30
Schlüsselreize regen Erwartungen an (feed forward) ... 31
Verstärker wirken rückwärts (feed back) 32
Feedforward kontra Feedback 34
Diskriminative Reize 34
Reizkontrolle 36

4 Die Vorbereitung des sozialen Umfeldes 38

Legen Sie Daten vor 38
Gewinnen Sie die Zustimmung der Eltern 39
Informieren Sie den Schüler 39
Durchbrechen Sie den Teufelskreis 40

5 Erstellung eines Modellplanes zur Verhaltensänderung 42

Fachmännische Unterstützung 42
Meßgrundlagen 43
Steigern Sie die schulische Leistung 44
Stellen Sie einen Verhaltensaspekt heraus 45
Wählen Sie die Verstärker aus 45
Operante Beobachtung 46
Wie lange sollte beobachtet werden? 48
Auswertung der Beobachtungen 48
Beobachter-Effekte 49

6 Wie erzielt man Verhaltensveränderungen? 51

Festlegen der abweichenden Verhaltensweise 51
Verhaltensketten 52
Festlegen von angemessenem Verhalten 54
Auswahlkriterien 55
Der »Tote-Mann-Test« 55
Bewegungszyklen 56
Messen 57
Wie lange soll gemessen werden? 58

Das Auflisten 59
Daten wirken verstärkend 59
Tägliche Leistungsdaten 61
Eigenkorrekturen oder Korrekturen
durch die Peer-Group 61
Stichprobenweise Bewertung der Arbeit 62
Auflisten der Daten 62
Basisrate 62
Die Basisrate schulischer Leistung 63
Veränderungen der Basisrate 63
Beginnen Sie mit der Arbeit 64
Kontakt zu den Eltern 64

7 Verstärkung von erwünschtem Verhalten 66

Verstärker-Kontingenzen 66
Erstellen des Verstärkungsplans 67
Verstärkungsentzug 69
Die Motivierung des »toten Mannes« 69
Verstärkungsquote 71
Leistungsabfall 71
Sättigung 71
Mehrfach-Verstärker 72
Verstärkungspläne 72
Was verstärken wir und mit welchen Verstärkern? ... 73
Das Problem der ersten Belohnung 74
Lernen am Modell und Heranführung (shaping) 75
Bringen Sie den Stein ins Rollen 77
Lassen Sie sich operante Verstärker einfallen 78
Das Premack-Prinzip 80
Die Abstufung nach Premack 80
Allgemeine Anwendungen 82
Verstärker-Stichproben 83
Offerieren Sie Verstärker 83
Wirtschaftlichkeit von Anerkennungen 85
Zeitpunkte 88
Ein einfacher Plan für die verdiente Zeit 88
Ein weiterer Plan für Zeitpunkte 90
Arbeitsabschnitte 95
Verhaltensminima 96
Ansammeln von ersparter Zeit 97

Eigene Listenführung 97
Digital-Uhren 98
Eigene Zeiteinteilung 98
Initiieren von Kontakten 99
Die Pausenzone 99
Benotung als Verstärkung 101
Verstärker-Kontrolle 102
Abstellen von Verhaltensweisen 103

8 Nichtverstärkung unerwünschten Verhaltens 104

Reizkontrolle 104
Konditionieren auf neue diskriminative Reize 106
Zufällige positive Verstärkung 106
Der Nörgel-Zyklus 107
Was kann getan werden? 108
Verwarnungen 108
Abschwächung 109
Gruppenkontrolle 110
Selbstkontrolle 110
Ein wichtiger Aspekt 111

9 Die Anwendung der Hemmung 114

Wie kann Hemmung angewandt werden? 114
Planen Sie die Hemmung 116
Arbeiten Sie konsequent 117
Bewahren Sie die Ruhe 117
Natürliche und logische Konsequenzen 118
Reaktionskosten 120
Lassen Sie den Schüler wählen 122
Strafzeit 122
Kontingenzen der Strafzeit 123

10 Änderung des Verhaltens mit Hilfe Gleichaltriger . 127

Differentielle Verstärkung 127
Verstärkungsverteilung 128
Zeitgeber für Zufallsintervalle 129

Weitere Vorteile der Verstärkungsverteilung 130
Erziehung durch die Peer-Group 130
Vorteile einer Erziehung durch die Peer-Group 131
Gemeinsame Durchsicht der Daten 132

11 Behandlung schwerer Defizite 133

Schließen Sie sich zusammen 133
Beständige Schlüsselreize 134
Beständige Verstärkung 134
Wirkungsvoll sprechen 134
Hyperaktive Schüler 135
Aufmerksamkeitsdefizite bei Vorschulkindern 137
Aufmerksamkeitsdefizite bei Erstkläßlern 139
Das Außenseiterkind 143
Das behinderte Kind 145
Die Umkehrung von Verhaltenskombinationen 146
Einsatz freiwilliger Helfer 148

12 Streckung und Randomisierung der Verstärkungsprogramme 150

Warum Streckung? 150
Zeitpunkt der Streckung 150
Streckungsregeln 152
Zusammenfassung der Streckungsregeln 153
Wie weit kann man ein Programm strecken? 153
Ein Beispiel für eine Streckung 155
Randomisierung des Programms 157
Weitere Vorteile 157

13 Aufrechterhalten der Verbesserungen 159

Auswahl der Klasse 159
Der Erwartungseffekt 160
Anerkennung 160
Die Fähigkeit zu lehren 161
Verbessern Sie Ihre Fähigkeiten 163
Die Bedeutung der Daten 164

Tina und die operante Klasse 166

Weiterführende Literatur 170

Sachverzeichnis 171

1 Die Keimtheorie des Verhaltens

»Juchei, juhu«! Kent hörte auf zu lesen und wandte sich der Geräuschquelle zu. Als Mrs. Gregg von ihrem Text zum Klavier aufsah, erstarrte sie, ihr Gesicht lief rot an. Dort oben auf dem Klavier hüpfte Donald auf einem ausgefransten Tennisschuh; die Arme ausgebreitet wie ein Adler gab er seine Vorstellung vor den 48 Augen seiner Klassenkameraden und seiner Lehrerin: Donald, Schrecken der 2. Klasse, das ungezogenste Kind an der East Park School.

In der letzten Pause hatte er Susan in eine Schlammpfütze gestoßen, die Schleife an Marys Kleid aufgezogen, Debbie und Sherri mit Dreck beworfen und Mike eine Maus vor die Nase gesetzt. Alles wurde pflichtgemäß Mrs. Gregg gemeldet. Nachdem sie Donald zwecks einer Tracht Prügel zu Mr. Burt gebracht hatte (Donald zeigte sich kaum betroffen), führte Mrs. Gregg Donald ins Klassenzimmer zurück und setzte ihn an den Katzentisch hinter dem Klavier, an dem er oft saß. Hier konnte er weniger anstellen und manchmal konnte Mrs. Gregg sogar vergessen, daß Donald in der Klasse war.

Als Mrs. Gregg Donald vom Klavier hinunterzerrte, war jedem klar, daß Donald tatsächlich in der Klasse war. Er schaffte es sogar, seine Lehrerin noch auf der Wange zu kratzen, bevor er wieder zu Mr. Burt mußte. Innerhalb der nächsten Tage wandte sich Mr. Burt und Donalds Eltern an meine Klinik und baten um Hilfe. Die Eltern und die Schule hatten sich zuvor beraten. Donalds Vater legte der Schule nahe, Donald zu schlagen, wann immer er etwas anstellte. »Das biegt ihn wieder hin«, versicherte er Mr. Burt.

Bei der ersten Untersuchung in der Klinik traten viele interessante Dinge zu Tage. Während der Sitzung saß Donald da und schlug die Faust in die offene Hand. Diese Handlung begleitete die Unterhaltung. »Donald ist immer wie ein Rennpferd«, verkündete seine Mutter.
»Ja«, antwortete sein Vater, »Man muß ihm halt eine überziehen«.
»Oh«, sagte der Psychiater, »und wie funktioniert das?«
»Das klappt ganz gut.«
»Ja«, fügte seine Mutter hinzu, »wir verhauen ihn alle beide – mehrmals am Tag.«

Der Psychiater ordnete ein EEG an und verschrieb Donald Ritalin.[1]
»Ich hoffe fest, daß er durch die Medizin nicht seinen Schwung verliert«, wandte sein Vater ein, »ich mag seinen ›Mumm‹«. Der Schlag von Donalds Faust unterstrich diese Bemerkung.

Eine Lebenslauferforschung bei Donald ergab, daß er bereits früher einmal behandelt worden war. Im Alter von drei Jahren, als die Familie in Omaha (Nebraska) lebte, begann Donald wegzulaufen. Er wurde zum gut bekannten Kunden auf der Polizeistation. Außerdem konnte man Donald bezüglich seines jüngeren Bruders nicht trauen. Mehrmals fand man ihn, als er gerade seinen Bruder schlug. Eineinhalb Jahre lang brachten die Eltern ihn in eine Klinik. Die Zeit verging damit, daß man darüber sprach wie die Eltern zu Donald standen und wie ihr früheres Leben aussah. Der klinische Bericht sagte: »Dieses Kind leidet unter einer milden geistigen Retardierung als Sekundärsymptom eines angeborenen Hirnschadens. Seinen Eltern sollte klar gemacht werden, daß sie mit einer Institutionalisierung rechnen müßten. Entsprechend seiner subnormalen Mentalfunktion weist das Kind nur eine geringe Impulskontrolle auf. Seine aggressiven Impulse werden nur gering kanalisiert. Er hat Impulsstörungen, und man kann von ihm erwarten, daß er anderen Kindern gefährlich wird.« Der klinische Befund verlor außer dieser Aburteilung kein Wort darüber, was bezüglich Donalds Verhalten getan worden war oder was man man tun sollte.

Seine Mutter gab an, daß man ihm irgendwelche Medikamente verabreicht hätte. »Die ließen ihn anscheinend aber nur noch schneller ›rennen‹. Ich glaube, sie dachten, es wäre unser Fehler, daß Donald so ist wie er ist. Man sagte uns nicht, was wir weiter tun sollten, nur eben, daß er in der Schule nichts Gutes zustande bringen würde.«

Somit war Donald also hirngeschädigt, retardiert und eine drohende Gefahr für die Gesellschaft. Außerdem schienen ihm die Schläge gut zu tun. Sowohl Mr. Burt als auch Donalds Vater kamen darin überein, die Schläge für einige Zeit abzustellen. Wir wollten neue Tricks versuchen. Bevor wir jedoch darauf eingehen, was für Donald getan wurde, sollten wir die Gründe für die frühere Behandlung Donalds sowie die Voraussetzungen für einen Ansatz nach der Keimtheorie zur Behandlung von Verhaltensproblemen prüfen.

---

[1] Anmerkung der Übersetzerin: Die »Rote Liste« setzt bei Ritalin folgende Indikation an: Organisch bedingte Arbeitsstörungen, (z. B. Zerebralsklerose), durch andere Pharmaka übermäßige Sedierung, Narkolepsie, Hyperkinetische Verhaltensstörungen bei Kindern.

Historische Perspektive

Die Entdeckungen von PASTEUR, KOCH und JENNER besaßen eine enorme Auswirkung auf die Medizin und die angewandten biologischen Wissenschaften. Diese Männer wiesen nach, daß Krankheiten durch das Eindringen von mikroskopischen Keimen in den gesunden Körper entstehen. Demnach verursachen Keime Krankheiten und jede Krankheit wiederum führt zu Symptomen. Aufgrund der dramatischen Auswirkungen der medizinischen Verfahren, die man aus der Anwendung der Keimtheorie erhielt, wurde eben diese Denkweise auf die Behandlung aller anderen Störungen beim Menschen übertragen. Die Keimtheorie beeinflußte Denkansätze und Praktiken der Menschen, die versuchten, geistige wie auch Verhaltensstörungen zu behandeln. Bei Krankheiten wie Syphilis handelt es sich sicher um bestimmte Keime, durch die der geistige Zustand und das Verhalten beeinflußt werden, und eine erfolgreiche Behandlung ist von einer frühen Abtötung der Keime abhängig. Besitzt diese Vorgehensweise nicht auch Gültigkeit und Wirksamkeit in der Behandlung aller geistigen, emotionalen und verhaltensbedingten Probleme beim Menschen? Die Antwort ist *nein*. Obwohl die Keimtheorie in der organischen Medizin von großem Wert war, so gibt es doch immer mehr Beweise dafür, daß sie für die Behandlung von Verhaltensproblemen nur einen begrenzten Wert hat.

Funktionale Störungen

Vor ca. 100 Jahren stimmten die Ärzte darin überein, daß es eine Vielzahl von geistigen und verhaltensbedingten Problemen gäbe, die nicht durch Keime verursacht wären. Diese nannten sie *funktionale Störungen* im Gegensatz zu den *organischen Störungen*. Sie konnten keine Keime finden. Es gab offensichtlich keine Gewebeschäden. Die Anamnese wies keine Verletzungen oder schwere Krankheiten nach. Alles schien vorhanden zu sein und zu funktionieren, nur funktionierte es eben nicht richtig. Eine ganze Reihe von komplizierten Theorien wurde entwickelt, um zu klären, warum das Verhalten von Menschen merkwürdig war, obwohl offenbar keine Infektion oder kein Bruch vorlag. Wenn auch die Theoretiker die Meinung ablehnten, daß Verhaltensstörungen aus Keimen resultieren, so lehnten sie jedoch nicht den Gedanken ab, daß etwas Grundlegendes, Tiefes, Mikroskopisches einen Krankheitsprozeß verursacht, der sich durch seine Symptome nachweisen läßt. Die Ansicht, daß einige Basiskeime ausgerottet werden sollten, wurde jedoch beibehalten, und diese Theoretiker glaubten, daß – wenn die Wurzel der Ursache nicht abgetötet wurde – der Krankheitsprozeß weiter verliefe. Jeder Versuch, die Symptome zu behandeln, würde fehlschlagen, weil Symptome nur die Signale der zugrundeliegenden Probleme sind.

Dieser Gedanke stellte viele Menschen vor ein Rätsel. Wenn es schon keine Keime gibt, wie kommen wir dann zu der Aussage, daß da überhaupt irgendetwas ist? Diese Frage wurde bisher nicht nur unbefriedigend beantwortet, sondern sie führte auch viele Menschen zu dem Schluß, daß – gerade weil einiges aus Keimen resultiert – alles aus Keimen resultiert. Nur weil Infektionen lange vorher beginnen, bevor wir Symptome feststellen, heißt das nicht, daß alles lange vorher beginnt, bevor die Symptome auftreten. Schließlich sollte man sich überlegen, wie ein großer Teil der Medizin funktioniert. Läßt Aspirin die Keime (Ursachen) der Kopfschmerzen absterben? Kuriert es Grippe-Erreger? Der größte Teil der Medizin kuriert Symptome, nicht Keime. Warum sollte man dann nicht den gleichen Weg bei Verhaltensproblemen beschreiten, wo es anscheinend keine Keime gibt?

Donald in Omaha

Die Ärzte in Omaha, die Donald zu behandeln versuchten, litten unter der durch die Keim-Theorie verursachten Konfusion. Sie glaubten, daß es irgendwo in Donalds Leben ein kritisches Ereignis geben mußte, das seine »Krankheit« verursacht hatte. Sie nahmen ferner an, daß eine Geisteskrankheit eine Krankheit sei. Als sie verzweifelt nach einer abstellbaren Ursache suchten, war alles, was sie fanden die Tatsache, daß Donald nicht so schnell zu lernen schien wie andere Kinder seines Alters. Deshalb bezeichneten sie ihn als »geistig retardiert«. Da sie keine Anhaltspunkte für eine Verletzung in der frühen Kindheit finden konnten (tatsächlich haben medizinische Folgeuntersuchungen keine Verletzungen oder andere offenkundige Hirnstörungen nachgewiesen), behaupteten sie, Donald müsse bei oder kurz vor der Geburt eine Verletzung erfahren haben. Wer konnte das schon differenziert prüfen. Hier endete die Behandlung. Wer weiß schon, wie man zerbrochene Gehirne flickt oder langsames Denken kuriert? Das war der Hintergrund; unglücklicherweise kannte niemand entsprechende Heilverfahren. Offensichtlich wurde vermutet, daß die Eltern von Donald »eine zugrundeliegende Ursache« sein könnten; aus diesem Grunde wurde soviel Zeit damit verbracht, sie über ihr Verhältnis zu Donald und darüber, was sie von ihm hielten, zu befragen. Hatten sie keine gute Beziehung zu ihm, konnte es sein, daß sie ihn schlecht behandelten. Unglücklicherweise untersuchte niemand die Möglichkeit, Donalds Eltern beizubringen, ihn in bestimmter Hinsicht anders zu behandeln. Anstelle dessen wurden in ihnen Schuldgefühle geweckt. Der Versuch, die Symptome eines »Rennpferd-Verhaltens« mit Medikamenten zu behandeln, mißlang. Die Verwirrung über die Keimtheorie brachte Donald nichts anderes als zwei Etikettierungen: eine in einer merkwürdigen Sprache abgefaßten Beschreibung der beobachtbaren Tatsache, daß er regelmäßig seinen Bruder verhaue und eine zweifache Verurteilung, die einerseits besagte, er sei ein Schulversager und andererseits, er müsse institutionalisiert werden. Nennt man das Behandlung? Bevor ich erkläre, wie wir Donald behandelten und welche anderen Wege es bei der Theoriebildung bezüglich von Verhaltensproblemen gibt, wollen wir die Postulate der Keimtheorie zusammenfassen.

Zusammenfassung der Keimtheorie

1. Menschen, deren Körperfunktionen und ihr Verhalten sind normal, solange nicht irgendetwas die ursprüngliche Normalität stört.
2. Die wirkende Kraft, die zu Störungen führt – also der Keim – verursacht eine Krankheit. Äußere Anzeichen von Krankheit sind Symptome. Keime → Krankheit → Symptome.
3. Um eine Person zu behandeln, die eine gestörte Normalfunktion aufweist, benutzen wir die Symptome zur Identifikation der zugrundeliegenden Krankheit; dann versuchen wir die Keime, die diese Krankheit verursachen, zu schwächen. Anhänger der Keim-Theorie glauben, daß sich der Krankheitsprozeß fortsetzt, wenn nicht die Keime zerstört und vernichtet werden.
4. Ein naives Auskurieren von Symptomen läßt in Kürze andere Symptome erscheinen. Dieser Glaube an die Symptom-Substitution basiert auf der Annahme der Keimtheorie als Faktum in Bezug auf Verhaltensprobleme. Dies ist aber keine Tatsache, sondern lediglich eine Annahme.

Wir werden nun eine ganz andere Art der Erklärung und Behandlung von Verhaltensproblemen prüfen.
Beginnen wir damit, inwiefern dieser Ansatz eine Verhaltensänderung von Donald hervorbrachte.

2 Theorie des sozialen Lernens

Donald, seine Eltern, Mr. Burt, Mrs. Gregg und ein Psychologe trafen sich, um einen neuen Weg zu beraten, wie man Donalds Schulverhalten in den Griff bekommen könnte. Mrs. Gregg berichtete, daß Donald, obwohl er ein Zweitkläßler war, immer noch in einem Lesebuch für das Vorschulalter las und einen programmierten Rechenkurs in der 1. Klasse machte. Aufgrund seiner schweren Verhaltensprobleme befand er sich die meiste Zeit außerhalb der Klasse. Wenn er in der Klasse war, verbrachte er die meiste Zeit damit, herumzuhüpfen und andere Kinder zu schlagen. Die Gruppe entschied, daß – wenn Donald in der Schule bleiben sollte – das Schlagen aufhören müsse. Und wenn Donald sich mit mehr schulischer Arbeit beschäftigte, hätte er auch keine Zeit zum Schlagen.

Vor dem Treffen wurde Mrs. Gregg gebeten, drei Tage lang zu zählen, wie oft Donald jeden Tag zuschlug. Mrs. Gregg beobachtete, daß Donald am Dienstag 15mal zuschlug, 42mal am Mittwoch und 18mal am Donnerstag. Am Mittwoch hatte sie Hofaufsicht und beobachtete, daß Donald mittags und in den Pausen im Hof 19mal zuschlug. Zusätzlich zu diesen Schlägen, die Mrs. Gregg beobachtete, berichteten andere Schüler, daß Donald sie dienstags 9mal, mittwochs 27mal und donnerstags 11mal geschlagen habe. Mrs. Gregg bemerkte: »Während der Mittagspause, in der ich Hofaufsicht hatte, standen die Kinder praktisch Schlange, um mir zu berichten wie scheußlich Donald wieder war. Es ging mir wirklich auf die Nerven. Ich glaube, er war doppelt ungezogen, weil ich Hofaufsicht hatte.«

Mit dieser Information und der Tatsache, daß Donald gerne Süßigkeiten aß, ausgestattet, beschloß die Gruppe den folgenden Plan, der am kommenden Montag beginnen sollte. Mrs. Gregg stimmte zu, Donald ein programmiertes Lese-Arbeitsbuch zu geben und im Mathematik-Buch fortzufahren. Für jeden Abschnitt, den Donald im Buch fertigstellte, verdiente er sich ein Bonbon. Jedesmal wenn er eine Stelle fertig hatte, sollte er sitzenbleiben und die Hand heben. Mrs. Gregg würde dann möglichst schnell zu Donald kommen, seine Arbeit ansehen und seine Bonbons in ein Kästchen legen, das auf seinem Tisch stand. Außerdem sollte sie die Anzahl der Bonbons, die Donald für jedes einzelne Gebiet erhielt, auf einer Strichliste festhalten. Zusätzlich erhielt Donald ein Bonbon, wenn irgendein Klassenkamerad berichtete, Donald habe schön mit ihm gespielt, ihn nicht geschlagen oder sonst was ähnliches getan; und die »Klatschbase« erhielt fünf Bonbons. Mr. Burt stimmte zu, alle Lehrer der Hofaufsicht zu bitten, Anzahl und Namen der Schüler zu nennen, die davon berichteten, daß sich Donald wie ein anständiger Junge benommen hatte. Ferner kam man dahin überein, daß alle Lehrer die Kinder zurückweisen sollten, die von einer Untat Donalds berichten wollten. Das erwies sich als schwer durchführbar. Die Lehrer wurden gebeten, nur von den Schlägen zu berichten, die sie selbst beobachten konnten. Neben den hier aufgezählten Dingen stimmte Mrs. Gregg zu, die Anzahl der Schläge, die Donald jeden Tag verteilt, in einer Tagesgraphik zusammenzustellen. In einer anderen Graphik sollte die Anzahl der für Mathematik, für das Lesen und für gute Nachreden erhaltenen Bonbons erfaßt werden. In der ersten Woche mußte sie jeden Abend Donalds Eltern anrufen und über die Daten berichten. Sie sollten ihrerseits seine Verhaltensbesserungen loben und die Punkte, die er an einem Tag gemacht hatte zu den 5000 aufrechnen, die er für ein Fahrrad brauchte. Das war das Programm.

Am Montag, dem 26. Februar 1968 startete das Programm. Abbildung 1 faßt die Daten der ersten drei Tage zusammen, an denen Mrs. Gregg nur Donalds Verhalten beobachtete und stellte die Daten der

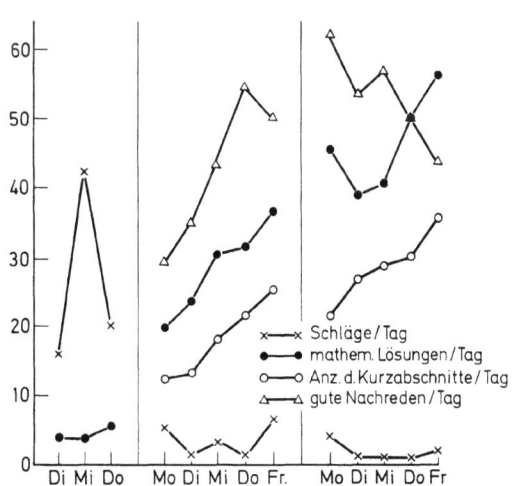

Abb. 1

darauf folgenden zwei Wochen dar. Sogar Donalds Vater war leicht enthusiastisch. Er rechnete sich jedoch aus, daß Donald von ihm zu Weihnachten ein Fahrrad bekommen sollte. Schon in den ersten zwei Wochen erhielt Donald fast ein Fünftel aller Punkte, die er benötigte, was seinem Vater einige Sorgen machte. Er bestand darauf, daß jeder Schlag – in der Schule oder zuhause – Donald zehn Punkte kostete. Bevor das diskutiert werden konnte, sagte Donald, es mache ihm gar nichts aus. Damit war die neue Taktik festgelegt.
Nach drei Wochen hatte Mrs. Gregg sich durch sechs große Tüten mit Bonbons gearbeitet. Sie markierte täglich die Daten, die die gleiche bzw. eine höhere Punktzahl als die des Vortages auswiesen, mit einem Goldsternchen. Eines Tages gab es eine Katastrophe. Mrs. Gregg waren die Bonbons ausgegangen. Sie fragte Donald, ob er glaube, bis zum nächsten Tag auf seine Bonbons warten zu können. »Lassen Sie nur«, war seine Antwort. »Wie wäre es mit einem großen Goldstern anstelle von fünf kleinen, so einen großen wie die Kinder für richtiges Buchstabieren bekommen?« Donalds Antwort überraschte Mrs. Gregg, aber sie gewöhnte sich daran, sich über Donald zu wundern. Die Sterne waren es also. In den nächsten zwölf Wochen verdiente sich Donald zwölf große Sterne sowie zehn Bonus-Sterne für verschiedene andere Dinge. Am Ende des Schuljahres hatte Donald einen Notendurchschnitt von 2.6 in Mathematik und von 2.2 im Lesen; außerdem hatte er nach acht Wochen des Programms seine 5000 Punkte erreicht. In keiner Woche wurden mehr als 5 Schläge registriert und im Verlaufe von zwei Wochen schlug er überhaupt nicht. Er saß auf seinem regulären Platz in der Reihe und wurde am Ende der dritten Woche zum Klassenordner gewählt. Am Ende des Jahres verließ Mrs. Gregg die East School. In der letzten Schulwoche berichtete sie: »Donald ist – zweifellos – dasjenige Kind in meiner Klasse, das sich am besten benimmt. Er steht nie mehr ohne Erlaubnis von seinem Platz auf. Selten erwische ich ihn beim Reden. Er stört die Spiele anderer nicht mehr; langsam interessiert ihn Baseball wirklich. Er will nach der Schule bleiben und mir helfen; ich glaube, er mag mich wirklich. Und Sie wissen, daß ich wegen ihm früher mit Grauen in die Schule ging.«

Soziales Lernen

Die Theoretiker des Sozialen Lernens glauben, daß der größte Teil des menschlichen Verhaltens erlernt ist. »Normales« Verhalten wie auch »abnormes« Verhalten werden in der gleichen Weise gelernt.

Verhalten wird methodisch gelernt, und es ist Gegenstand bestimmter erkennbarer Prinzipien, nämlich der Prinzipien des Lernens. (»Normales« Verhalten ist einfach das Ergebnis von Lernen, das sich in einer bestimmten Art von sozialer Umwelt abspielt.) Angenommen, daß das, was man normales Verhalten nennt, einfach ein Ergebnis des Lernens ist, das in einem bestimmten Typ von sozialer Umwelt ablief. Die Umweltereignisse, sog. Reize (Stimuli), die für einen normalen Menschen um ihn herum vorhanden waren, lehrten ihn, sich in einer bestimmten Art und Weise zu verhalten – in einer normalen Art und Weise. Nehmen wir an, abnormes Verhalten sei einfach das Ergebnis bei einem Menschen, der einem Übermaß andersartiger Reize ausgesetzt war. Ausschließlich in dem Sinne, daß die meisten von uns der ersten Person gleichen und wir ihr Verhalten anerkennen, weil wir ähnliche geschichtliche Reizmuster erfahren haben, können wir die erste Person als normal und die zweite als abnorm bezeichnen. Über die zweite Person können wir sagen,
1. daß ihr bestimmte Fähigkeiten oder Verhaltensweisen fehlen, die eine normale Person hat.
2. daß sie ineffektives oder unerwünschtes Verhalten anstelle von effektiven Verhaltensweisen und Fähigkeiten zeigt.

Wenn wir ein zweijähriges Kind nähmen und es in eine Lesegruppe setzten, könnten wir sein sonderbares, ineffektives Leseverhalten nicht auf eine Krankheit oder frühere Infektionen zurückführen. Es hat noch nicht gelernt zu lesen. Stellen wir uns vor, wir hätten uns entschlossen, es in der Lesegruppe zu lassen, bis es Lesen gelernt hat. Unter Umständen wird das Kind ermüden, es wird einnässen, schreien und sich auf dem Boden wälzen. An diesem Punkt wird es wohl aus der Lesegruppe herausgenommen. Es wird nicht verwundern, daß das Kind in Zukunft, wenn es später zum Sitzen oder Lesen gebracht wird, anfängt zu schreien, zu nässen und sich auf dem Teppich zu wälzen. In keinem der oben beschriebenen Fälle brauchen wir einen zugrundeliegenden Keimfaktor zu diskutieren, sondern über eine gegenwärtige Ursache:
1. Es weiß nicht, wie man liest.
2. Schreien und Nässen führen zum Verlassen der Lesegruppe, warum also etwas anderes tun?

Die Theoretiker des Sozialen Lernens glauben, daß Verhaltensprobleme daraus resultieren, daß Menschen versuchen, auf eine Situation zu reagieren, so gut sie es können. Zu jeder Zeit tut eine Person das, was für sie am besten zu funktionieren scheint. Entscheidet sie sich im Nachhinein, das Falsche getan zu haben, beweist das nicht, daß sie in der Vergangenheit eine bessere Verhaltensform hätte wählen können oder sollen. Unser Verhalten ist das Ergebnis vorangegangener Erfahrung und gegenwärtiger Reize, die uns beeinflussen, in einer bestimmten Weise zu handeln. Das Verhalten wird durch das Lehren neuer, effektiverer Verhaltensweisen geändert. Die Theoretiker versuchen, eine Situation so zu arrangieren, daß das von ihnen gewünschte Verhalten wahrscheinlich auftreten wird, und sie wollen sichergehen, daß sie nicht die falsche Form des Verhaltens belohnen. Sie sind darum besorgt, das richtige Verhalten zu belohnen.

Die Regeln der Wissenschaft

Die Techniken des operanten Konditionierens, die Theorie des Sozialen Lernens sowie die Lernprinzipien allgemein wurden nach den Regeln der Wissenschaft entwickelt. Es gibt vier Regeln der Wissenschaft, die man kennen sollte, wenn man den Unterschied zwischen wissenschaftlichen Prinzipien und Prinzipien, Theorien und Techniken verstehen will, die nicht mit den Regeln der Wissenschaft übereinstimmen. Die erste wissenschaftliche Regel ist der Empirismus. Der Empirismus fordert, daß eine Person reale Ereignisse beobachtet, bevor sie Vorstellungen entwickelt, die sich nur auf ihre Meinung stützen. Beobachten ist nicht nur ein Aufnehmen mit den Sinnen. Eine andere Person muß in der Lage sein, die gleichen Dinge zu beobachten und sich von der Gültigkeit unserer Meinungen zu überzeugen. Neben der Beobachtung fordert der Empirismus, daß man Fakten gewinnt, die unsere Meinung belegen. Um behaupten zu können, daß Verhaltensstörungen durch tiefliegende, erfahrungsbedingte Probleme entstehen, muß man in der Lage sein, den empirischen Beweis dafür zu führen, daß dies wahr ist. Man sollte es sehr ernst nehmen, wenn jemand anderes zeigen kann, daß viele Leute, die die gleiche Erfahrung gemacht haben, später nicht die gleichen Störungen zeigen.
Die zweite Regel der Wissenschaft ist der Determinismus. Dieses Prinzip stellt heraus, daß alle Ereignisse das Resultat vorherbestimmbarer Bedingungen sind. Häufig wissen Wissenschaftler nicht genug, um die Ursachen zu identifizieren. Die Ursachen des Verhaltens sind oft subtil und erst nach längerer Beobachtung und sorgfältigen Messungen erkennbar. Die Regel des Determinismus zu bestreiten, heißt, anzunehmen, daß man sich um die Gründe nicht kümmern muß, weil sie nicht erkennbar sind. Zu behaupten, daß einige Kinder sich aus

keinem bestimmten Grund gemein verhalten, heißt, den Determinismus zu bestreiten.
Die dritte Regel der Wissenschaft ist die Sparsamkeit. Sparsamkeit heißt, die einfachste Erklärung zu akzeptieren, die das Verhalten auf zufriedenstellende Weise erklärt. Warum in der Erfahrungsgeschichte herumrühren und über irgendwelche mutmaßlichen Gründe des Schlagens nachsinnen, wenn es klar ist, daß Donald jedes andere Kind seiner 2. Klasse schlägt, daß er im Lernen ein Jahr nachhinkt und daß sein Vater »seinen Mumm mag«?
Wissenschaftliche Manipulation lautet die vierte Regel der Wissenschaft. Viele Jahre lang wurden gewisse Vorgehensweisen aufgezeigt, um die Gültigkeit der Schlußfolgerungen zu verbessern, die man aus den Experimenten zog. Eine Verletzung der Prinzipien wissenschaftlicher Manipulation kann lächerliche Ergebnisse hervorbringen. Eine solche Verletzung ist z. B. eine allzu grobe Verallgemeinerung. Wenn auch einige retardierte Kinder streiten, heißt das nicht, »daß Donald aufgrund seiner subnormalen Psyche eine geringe Impulskontrolle aufweist«, genausowenig heißt aber die Tatsache, daß, wenn wir Donald beibringen, weniger zu streiten, er nun intelligenter ist.
Die Methoden des operanten Konditionierens wurden in Einklang mit den vier Regeln der Wissenschaft entwickelt. Sie sind wissenschaftlich valide und deshalb ständig Gegenstand empirischer Tests. Wenn man operante Techniken benutzt, steht man vor der Aufgabe, Verhalten und seine Konsequenzen zu beobachten, Daten zu sammeln und zu glauben, was die Daten zeigen. Und zwar ohne Rücksicht darauf, was man zu glauben wünscht; wenn die Daten nicht zeigen, daß irgendetwas so ist, dann ist es auch nicht so. Ferner können operante Techniken nicht benutzt werden, um Verhalten zu ändern, das nicht auf die vier Regeln der Wissenschaft abgestellt werden kann. Operante Methoden verbessern nicht »Konzepte des Selbst«, und sie erziehen nicht zu »anständigem« Verhalten. Das sind keine Verhaltensweisen, sondern verschwommene Definitionen, die nur in Worten existieren. Man kann operante Techniken benutzen, um einem Kind beizubringen, sein Haar zu kämmen, öfter zu lächeln oder oftmals Sätze wie, »ich bin glücklich; ich fühle mich wohl; ich mag mich selbst« zu sagen. Man kann sie benutzen, um einem Kind beizubringen, Leute zu grüßen, auf dem Bürgersteig zu gehen und Papier in den Papierkorb zu werfen.
Erinnern wir uns daran, daß jede Theorie bezüglich menschlichen Verhaltens oder jede Methode zur Behandlung von Verhaltensproblemen, die wissenschaftlich valide sein soll, mit den vier Regeln der Wissenschaft in Einklang stehen muß. Wenn das nicht der Fall ist,

spielt es keine Rolle wie die allgemeine Meinung ist oder wie dogmatisch der ist, der sie hat; der Glaube ist nie mehr als eine substanzlose Theorie. Manchmal ist er pure Fantasie oder Wunschdenken. Wenn eine Person versucht, eine andere von etwas Wissenschaftlichem zu überzeugen, heißt die Standardfrage: Wo sind deine Daten? Operante Techniken produzieren immer Daten; sie können dem Fragesteller dargelegt werden.

Grundsätze des Sozialen Lernens

Dieses Buch beschreibt Techniken zur Änderung von Problemverhalten, ohne die Annahme der Keim-Theorie über die Ursachen solchen Verhaltens zu teilen. Man nennt das den Ansatz zur Verhaltensänderung nach der Theorie des Sozialen Lernens.

Die Theorie des Sozialen Lernens geht von folgenden Annahmen aus:
1. Verhalten ist erlernt. Normales und abnormes Verhalten werden in gleicher Weise gelernt.
2. Unerwünschte Symptome sind Probleme. Eliminiert man die Symptome, so eliminiert man die Probleme.
3. Da Symptome die Probleme darstellen, ist es unnötig, nach historischen Gründen zu suchen. Man muß die gegenwärtigen Gründe herausfinden, die die Symptome aufrechterhalten.
4. Unerwünschtes Verhalten erscheint aus dem gleichen Grund, aus dem jedes Verhalten erwächst. Das Verhalten wird durch seine Konsequenzen beeinflußt. Konsequenzen, die Verhalten verstärken, nennt man Verstärker. Das Verhalten dient einem Zweck; es funktioniert für eine Person.
5. Fallen Verstärker für ein gegebenes Verhalten weg, funktioniert das Verhalten nicht mehr und erlischt schließlich ganz. Verhalten dauert nicht ewig.
6. Man kann unerwünschtes Verhalten durch erwünschtes ersetzen, indem man das erwünschte systematisch verstärkt. Nun funktioniert das erwünschte Verhalten für die Person besser als das unerwünschte.

Die vier Schritte bei der Verhaltensänderung sind nach den Annahmen der Theorie des Sozialen Lernens folgende:
1. Man identifiziert Verhalten als unerwünscht. Man spezifiziert das abweichende Verhalten in einfacher deskriptiver Sprache.
2. Man identifiziert die Verstärker, die das abweichende Verhalten aufrecht erhalten.

3. Die Verstärker, die unerwünschtes Verhalten aufrechterhalten, werden systematisch reduziert.
4. Man lehrt neues, wünschenswertes Verhalten, das für die Person funktioniert; dann erhält man ähnliche oder neue, gleichwertige Ergebnisse. Das neue Verhalten wird nun verstärkt.

Genau dies wurde in Donalds Fall getan. Erwünschtes Schul- und soziales Verhalten konnten Donalds Problemverhalten ersetzen. Dieses Verhalten wurde erzielt, indem man angemessenes Verhalten verstärkte: Bonbons, Sterne, Punkte für ein Fahrrad und schließlich Lob und Lächeln, die als Anerkennung von Erwachsenen für Donald von Wert waren. Die wahrscheinlichsten Verstärker für Donalds Problemverhalten waren das Schreien, das Klatschen und die Ergebenheit seiner Opfer. Sein unmögliches Verhalten in der Klasse sorgte für Aufmerksamkeit, und er war in der Lage, den Lehrer zu übertrumpfen. Dieses alte Verhalten hörte auf, als ihm sein neues Verhalten wichtigere Verstärker einbrachte. Zunächst waren sie künstlich, dann bestanden sie aus der sozialen Anerkennung des Lehrers, der Klassenkameraden und seiner Eltern; dazu gehörten natürlich auch seine schulischen Leistungen.

Donald ist jetzt in der vierten Klasse. Er liest gerade so wie ein Viertkläßler und seine Arbeiten im Rechnen sind durchschnittlich. Er ist kein Genie. Aber er hat auch keine Verhaltensprobleme. Der Schulleiter ist stolz auf Donalds Verhalten. Der Lehrer, ein offenherziger Mann, sagte, daß Donald noch gerne streite. »Die Kinder müßten ihn aber schubsen, bevor er anfängt. Er hält sich zurück. Letztes Jahr wurde er wieder frech, aber im richtigen Moment kam er wieder davon ab.« Donalds Mutter berichtete, daß er ein netter Junge sei. »Wir hatten mehrere Monate lang keine Schwierigkeiten mit ihm. Manchmal wird er fast gemein, und ich sage ihm dann ›Donald du wirst gemein‹. Dann hört er auf. Wir haben ihn schon lange nicht mehr bestraft.«

Der Rest des Buches beschäftigt sich mit der Darstellung von Lernprinzipien und Techniken des operanten Konditionierens, die aus diesen Prinzipien abgeleitet sind.

3 Grundzüge des Lernens

Menschen scheinen nur wenige Verhaltensweisen zu zeigen, die ererbt, ursprünglich oder von Geburt an vielfältig sind. Die meisten Verhaltensweisen, die Menschen aufweisen, sind erlernt. Aber es ist gleichgültig, ob diese Verhaltensweisen ihren Ursprung in der Person haben, erlernt oder sozial bedingt sind, sie können alle durch die Anwendung operanter Techniken verstärkt oder abgeschwächt werden.

Gewohnheiten (habits) bilden sich nur langsam

Das einst so populäre Konzept, nach dem die meisten Verhaltensprobleme aus einem einschlägigen Ereignis von bemerkenswerter traumatischer Wirkung resultieren, wurde von der Forschung einfach nicht unterstützt. Die Forschung legt nahe, daß sich das meiste entwickelte normale oder andersartige Verhalten schrittweise vollzieht. Erfolgreiche Verhaltensannäherungen werden von verstärkenden Reizen gefolgt. Diese Zyklen wiederholen sich fortgesetzt, und langsam werden neue Verhaltensweisen aufgebaut, die, wenn sie voll zum Ausdruck kommen, Eltern und Lehrer schockieren. Sie können nicht erkennen, wie ein Kind solche Verhaltensweisen gelernt hat. Sie können ferner nicht erkennen, wie sie selbst dazu beigetragen haben, ein solches Verhalten aufzubauen. Als vernünftige Leute hatten sie natürlich nicht vor, solch ein monströses Verhalten zu gestalten.

Das erlernte Verhalten von Kindern, das sich von dem unterscheidet, was die Erwachsenen wünschen, resultiert aus verschiedenen Faktoren:
1. Die meisten von uns erkennen keine verstärkenden Reize, selbst wenn sie von uns dargeboten werden.
2. Verhalten ändert sich so langsam und stetig, daß es mit dem Wachstum von Kindern vergleichbar ist: Man bemerkt es nur, wenn man eine Zeitlang abwesend war bzw. versucht, die Schuhe und Kleider vom letzten Jahr anzuziehen.

3. Die langfristigen Auswirkungen unserer Art, auf andere Personen zu reagieren (Interaktion mit anderen Personen), können sich von den unmittelbaren Auswirkungen stark unterscheiden.

Wir müssen beobachten lernen

Um uns bewußt zu sein, was wir anderen beibringen, und um das Verhalten anderer kontrollieren zu können, müssen wir vier Dinge tun:
1. Wir müssen uns bewußt werden, worum es bei unserer Beobachtung geht. Wir müssen genau das Verhalten festlegen, an dem wir interessiert sind.
2. Wir zählen die Häufigkeit, mit der das bestimmte Verhalten in einer Zeiteinheit auftritt.
3. Wir listen die täglichen Daten auf.
4. Wir kontrollieren regelmäßig die Aufzeichnungen. Das läßt uns erfahren, wie das bestimmte Verhalten beibehalten wird.

Die Bedeutung des Festlegens, des Zählens, des Auflistens und der Verhaltenskontrolle kann nicht genug betont werden. Betrachten wir die phantastischen Informationen, die uns mit Hilfe des Festlegens, Zählens, Auflistens und der Kontrolle von seiten des Wissenschaftlers zugänglich gemacht werden. Aufgrund dieser Vorgehensweisen werden uns die Einwirkungen des Menschen auf seine Umwelt klar. Der Mensch zeigt beachtliche Genialität für Erfindungen und Vorgehensweisen, um mit einer feindlichen Umwelt zurechtzukommen. Er hat Maschinen und Bomben entworfen, entwickelte Schädlingsbekämpfungsmittel und Düngemittel und brachte viele Krankheiten unter seine Kontrolle. Die langfristigen Effekte dieser Erfindungen jedoch wurden durch sorgfältige Messungen erkannt. Jetzt sehen wir, wie diese Erfindungen zu Smog, Gewässern ohne Leben, ausgerotteten Tierarten und einer erhöhten Anzahl von Krebsfällen geführt haben. Der Mensch bedroht sein nacktes Überleben, da uns die Gefahr einer künstlich hervorgerufenen Übervölkerung, einer Hungersnot, eines Nuklearkrieges sowie der Umweltvergiftung unmittelbar bevorsteht. Optimistischer betrachtet sind uns die Wirkungen von Fluoriden für die Gesundheit der Zähne, die Wirkungen von Vitaminen für die allgemeine Gesundheit und die Auswirkungen des Rauchens auf die Lunge und den Kehlkopf erst durch die sorgfältige Beobachtung, das Zählen und das Auflisten bekanntgeworden.

Betrachten wir die Beweisführung. Unsere Sinne und Eindrücke sind reliable Indikatoren nur für die direkten Auswirkungen unseres Vorgehens. Überdauernde Effekte entziehen sich unserer Kenntnis, wenn wir nicht festlegen, zählen, auflisten und kontrollieren. Eine Mutter, die ihr Kind immer anschreit, wenn es mit etwas Unpassendem beschäftigt ist, ist sich bewußt, daß dieses Anschreien das Kind dazu veranlaßt, damit aufzuhören. Sie ist sich außerdem bewußt, daß sie an den meisten Nachmittagen rasende Kopfschmerzen hat. Das begann erst kürzlich. Was sie nicht wissen kann, ist, daß sie ihren Sohn vor 6 Monaten durchschnittlich zweimal am Tag anschrie und er sich anschließend fünfzehn Minuten anständig benahm. Heute schreit sie im Durchschnitt 49 mal am Tag, und ihr Sohn benimmt sich nach jedem Anschreien nur noch 14 Sekunden lang anständig. Ist es nicht möglich, daß das Anschreien ein verstärkender Reiz für ihn ist, der in Wirklichkeit unerwünschtes Verhalten verstärkt?

Operantes Konditionieren

Das grundlegende Konzept des operanten Konditionierens ist folgendes: die unmittelbaren Konsequenzen eines Verhaltens, das eine Person zeigt, erhöhen, erniedrigen oder erhalten die Wahrscheinlichkeit, daß diese Person das betreffende Verhalten erneut zeigen wird. Die Wahrscheinlichkeit, daß wir irgendein bestimmtes Verhalten zeigen, wird von den Reaktionen der Umwelt, die auf dieses Verhalten folgen, dauernd verändert. Man neigt dazu, Verhalten, das »funktioniert«, dauernd zu wiederholen. Hingegen wird Verhalten, das nicht funktioniert, nicht so leicht wiederholt. Dabei müssen wir bedenken, daß die außermenschlichen Aspekte unserer Umwelt eine starke Kontrolle über unser Verhalten ausüben. Wir lernen ziemlich schnell, unsere Finger aus der Flamme zu halten und einen Mantel zu tragen, wenn Reif auf dem Gras liegt. Da aber Menschen in sozialen Gruppen zusammenleben, bestimmt die soziale Umwelt in großem Maße die von uns gezeigten komplexen Verhaltensmuster von Ähnlichkeiten und Unterschieden. Unsere sozialen Interaktionen mit anderen Leuten bestimmen grundlegend Art, Häufigkeit und Intensität des Verhaltens, das wir zeigen, sowie die Bedingungen, unter denen dieses Verhalten auftritt. Andere Menschen verändern ständig unser Verhalten. Sie verändern es durch die Art ihrer Reaktion auf uns. Wir sind uns jedoch selten bewußt, wodurch unser Verhalten kontrolliert wird, da wir nicht gelernt haben, verstärkende Reize zu erkennen. Aber wir können lernen, Ereignisse, die einem Verhalten folgen, genauer zu beobachten und auf diese Art Verhaltenskontrollen besser zu erkennen. Wir wollen uns vier Arten der Verhaltenskontrolle genauer ansehen:

1. positive Verstärkung,   3. Nicht-Verstärkung (Abschwächung),
2. negative Verstärkung,   4. Hemmung.

Die ersten beiden Arten der Verstärkung werden zur Steigerung des Verhaltens benutzt. Die anderen beiden Arten wendet man beim Abbau von bestehendem Verhalten an. Technisch gesehen, werden Verstärkungen operational definiert. Das bedeutet, daß wir die Wirkungsweisen spezifischer Reize – die dem Verhalten folgen – auf die Häufigkeit des Verhaltens beobachten können; wir wissen dann, um welche Art von Reiz es sich handelt. Ein Reiz ist nur dann ein positiver Verstärker, wenn dieser die Verhaltensquote steigert. Etwas wirkt nur dann hemmend, wenn es einen Abfall des Verhaltens erzielt, auf das es folgt. Das heißt nicht, daß die Applikation einer einzigen Verstärkung eine feststellbare Veränderung in der Verhaltenshäufigkeit auftreten läßt. Die Verhaltenshäufigkeit ist definiert als »Anzahl in einem bestimmten Zeitintervall«. Deshalb muß man Verhalten über eine längere Zeit hinweg beobachten, d. h. über mehrere Verhaltenszyklen, die von dem betreffenden Reiz gefolgt werden. Erst dann kann man sagen, welche Art von Verstärkung man verwendet. Wir wollen nun näher auf die vier Klassen der Verstärkungen eingehen.

Positive Verstärkung

Jeder Reiz, der dazu neigt, das Verhalten, auf das er folgt, aufrechtzuerhalten oder zu steigern, ist ein positiver Verstärker. Stellen Sie sich vor, wir zeigen irgendein soziales Verhalten. Wenn eine andere Person so darauf reagiert, daß die Anzahl der Verhaltensweisen, die wir zeigen, beibehalten oder gesteigert wird, dann werden wir positiv verstärkt. Unsere Häufigkeit, zu jemandem »Guten Morgen« zu sagen, wird wahrscheinlich erhöht oder zumindest beibehalten, wenn diese Person unseren Gruß immer erwidert und lächelt. Die Wahrscheinlichkeit, daß wir auch in Zukunft zu dieser Person »Guten Morgen« sagen, ist ziemlich hoch.
Oft berichten Leute, daß sie positive Verstärkung »mögen«. Wenn man jedoch nicht beobachten kann, daß das Verhalten nach der Applikation eines Reizes unvermindert fortgesetzt wird, wirkt der

Reiz nicht verstärkend – auch wenn der Reizempfänger (Rezipient) sagt, er würde den Reiz »mögen«. Außerdem müssen wir vorsichtig sein anzunehmen, daß ein bestimmter Reiz positiv ist, weil wir ihn mögen, oder daß ein Reiz kein positiver Verstärker ist, nur weil wir ihn nicht mögen. Leute zeigen unterschiedliche Präferenzen. Verstärker müssen auf das Individuum abgestimmt sein.
Im allgemeinen muß man ein bestimmtes Verhalten jedesmal gleich nach seinem Erscheinen positiv verstärken, um seine Häufigkeit zu erhöhen. Die positive Verstärkung von Verhalten ist die wirksamste Art, seine Häufigkeit zu erhöhen.

Negative Verstärkung

Wenn man beobachtet, daß die Verhaltenshäufigkeit nach dem Wegfall des Reizes steigt, dient dieser Reiz als negativer Verstärker. Wenn eine andere Person uns etwas antut, das wir als unangenehmen Reiz empfinden, und sie dann diesen unangenehmen Reiz entfernt, hat sich die Wahrscheinlichkeit, daß wir uns in der gleichen Art und Weise verhalten, durch negative Verstärkung gesteigert. Wenn uns jemand böse ansieht, bis wir »Guten Morgen« sagen, dann das böse Anblicken aber unterläßt, benutzt er die negative Verstärkung, um uns zu beeinflussen. Die Anwendung der negativen Verstärkung kann zur Steigerung der Häufigkeit führen, daß wir z. B. »Guten Morgen« sagen, wenn die betreffende Person unser Chef ist. In Zukunft werden wir allerdings versuchen, diese Person zu meiden oder, wenn wir mutig sind, auf unsere eigene Art und Weise zu reagieren. Alle diese Verhaltensweisen können das unangenehme Anblicken beenden. Das Verhalten, das das unangenehme Anblicken beendet, wird in Zukunft häufiger gezeigt.

Benutzen Sie positive Verstärkung

Obwohl sowohl die positive als auch die negative Verstärkung zur Steigerung von Verhaltenshäufigkeit benutzt werden kann, ist die positive Verstärkung die bessere und sicherere Methode. Die positive Verstärkung führt zu keinen unerwünschten Nebeneffekten, und ihre steigernden Wirkungen zeigen sich nur bei dem Verhalten, bei dem sie angewandt wird.
Im Gegensatz dazu wird jedes Verhalten verstärkt, das einen unangenehmen Reiz, der in einer negativen Verstärkungssituation vor-

handen ist, beendet. Wenn wir ein bestimmtes Verhalten steigern wollen (z. B. Verrichtung einer stillen Arbeit) und wir dazu einen negativen Verstärker (Nörgelei) verwenden, so gibt es keine Garantie, daß die Reaktion, die unser Nörgeln beendet, das Arbeiten in Gang setzt. Folgendes kann sich ereignen: Man geht ins Bad, geht nicht in die Schule, läuft durch den Raum, oder ignoriert uns. Jede dieser Reaktionen kann zeitweilig zur Beendigung der Nörgelei führen. Für zukünftige Gelegenheiten ist es daher wahrscheinlich, daß die eine oder andere dieser Fluchtverhaltensweisen zur Beendigung des Nörgelns angewandt wird – nicht aber, daß man sich an die Arbeit macht. Beim Gebrauch der negativen Verstärkung sollten wir sehr vorsichtig sein:
1. Es ist sehr schwierig, vorauszusagen, welches Verhalten wir verstärken werden.
2. Negative Verstärkung ist gewöhnlich weniger wirkungsvoll als die positive.
3. Exzessiver Gebrauch führt zu Fluchtverhalten (lautes, störendes Verhalten, Tagträume oder weinerliches Verhalten).

Lehrer und Eltern, die im Übermaß negative Verstärkung benutzen, oder öfter negative als positive Verstärkung gebrauchen, haben rebellierende Kinder, die in hohem Maße abweichendes Verhalten zeigen.

Nichtverstärkung

Wird ein Verhalten gezeigt, das nicht von Reaktionen aus der Umwelt gefolgt wird, so kommt es zur Nichtverstärkung. Das Verhalten wird ignoriert. Nichtverstärkung führt zum Abbau von Verhalten. Wenn wir zu jemandem »Guten Morgen« sagen und er sich so verhält, als hätte er uns nicht gehört, hat er unseren Gruß nicht verstärkt. Die Wahrscheinlichkeit, daß wir am folgenden Morgen dieser Person »Guten Morgen« sagen, ist vermindert.

Die Nichtverstärkung sollte das am häufigsten angewandte Mittel zum Abbau von Verhalten sein. Da man auf das unerwünschte Verhalten hin nichts tut, sondern das Verhalten ignoriert, ist der Gebrauch der Nichtverstärkung sehr ökonomisch. Wird sie in Verbindung mit der positiven Verstärkung von erwünschtem Verhalten angewandt, so hat man die beiden fundamentalen Techniken, die vorrangig im schulischen Bereich angewendet werden sollten. *Man verstärkt erwünschtes Verhalten; unerwünschtes Verhalten wird nicht verstärkt.*

Hemmung (inhibition)

Wenn man beobachtet, daß die Verhaltenshäufigkeit infolge eines Reizes abnimmt, wirkt dieser Reiz als Hemmer. Dabei ist es gleichgültig, wie unangenehm der Reiz empfunden wird, wenn die Verhaltenshäufigkeit infolge der Applikation dieses Reizes nicht abnimmt, wirkt dieser eben nicht hemmend. Wenn uns eine Person auf unser »Guten Morgen« die Zunge herausstreckt, kann sie uns möglicherweise gehemmt haben. Wenn wir in Zukunft weniger geneigt sind, »Guten Morgen« zu sagen, hat sie Erfolg damit gehabt. Nehmen wir an, wir sind gehemmt worden, dann ist es schwierig vorherzusagen, wie wir das nächste Mal reagieren werden, wenn wir diese Person sehen. Sicherlich werden wir weniger geneigt sein, »Guten Morgen« zu sagen. Wir könnten versuchen, die Person zu ignorieren, auf gleiche Weise zu antworten, ihr eins auf die Nase zu geben oder ein Zusammentreffen mit ihr vermeiden. Häufig wird die Hemmung von unvorhersehbaren Nebeneffekten begleitet.
Im o. a. Beispiel bestand die Hemmung aus der Applikation eines unerwünschten Reizes (Zunge herausstrecken), der dem Gruß-Verhalten folgte. Bei einer anderen Form der Hemmung erfolgt der Entzug von etwas Gewünschtem unmittelbar nach einer Verhaltensweise. Genauso funktionieren z. B. Geldbußen. Als Folge eines bestimmten Verhaltens wird Geld weggenommen. Der Entzug von etwas Wertvollem infolge eines Verhaltens dient nur dann als Hemmer, wenn man beobachten kann, daß die darauf folgende Verhaltenshäufigkeit abnimmt. Geldstrafen hemmen jedoch häufig nicht. Obwohl die Anwendung eines Hemmers oft zur Reduzierung des betreffenden Verhaltens führt, entstehen dadurch häufig unerwünschte Nebeneffekte. Exzessive Hemmung führt zu emotionalen Reaktionen wie Furcht, Angst und dem Wunsch, die Person, die die Hemmung anwendet, hereinzulegen oder ihr etwas heimzuzahlen. Der Lehrer ist angewiesen zu versuchen, unerwünschtes Verhalten zunächst nicht zu verstärken, sondern ganz im Gegenteil – erwünschtes Verhalten besonders positiv zu verstärken. Nur wenn das unerwünschte Verhalten so störend wirkt, daß man es nicht ignorieren kann, oder wenn es stark als habituelles Verhalten etabliert ist, kann es erforderlich werden, die Hemmung zur Schwächung der Gewohnheitsstärke unerwünschten Verhaltens anzuwenden. Wir sollten uns daran erinnern, daß ein Hemmer *das* Verhalten schwächt, auf das er folgt. Er verstärkt aber nicht irgendein anderes Verhalten. Positive Verstärkung des alternativen, erwünschten Verhaltens tut das.

Man sollte folgendes beachten:
1. schwere Hemmung zu vermeiden; ebenso
2. den ausschließlichen Gebrauch der Hemmung. Sie sollte nur bei gleichzeitiger positiver Verstärkung des erwünschten Verhaltens angewandt werden.

Um Verhalten abzubauen, sollten wir die Person, die dieses betreffende Verhalten zeigt, direkt im Anschluß an jede Phase dieses Verhaltens nicht verstärken bzw. hemmen. Wenn uns auch nicht ganz klar ist, wie das unerwünschte Verhalten verstärkt worden ist, so können wir doch sichergehen, daß es durch gelegentliche Verstärkung erhalten wurde. Wäre es nicht so, würde das Verhalten abnehmen und vieleicht sogar ganz verschwinden.

Während wir unerwünschtes Verhalten nicht verstärken und damit abschwächen, sollten wir ein neues, erwünschtes, alternatives Verhalten ständig positiv verstärken. Alleinige Nichtverstärkung oder Hemmung führt den Schüler, dessen Verhalten wir ändern wollen, von einem großen Teil der Aufmerksamkeit und der Stimulation weg, an die er gewöhnt war und die er zu erhalten erwartet. Für die meisten Schüler ist das eine intolerable Deprivationssituation. Wenn wir aber mehr positive Verstärker, die mit dem akzeptierten Verhalten in Verbindung stehen, anwenden, als die Person vorher für das unerwünschte Verhalten erhielt, können wir das unerwünschte Verhalten bedeutend schneller abschwächen. Die Betonung einer hohen Anzahl positiver Verstärkung für angemessenes Verhalten stellt das Schlüsselprinzip für eine operante Kontrolle im Klassenzimmer dar. Dieses Prinzip zu ignorieren, bedeutet die Anwendung abweger Bestrafungsmethoden bei den Schülern. Da Bestrafung das Lernen nicht erleichtert, hat sie keinen Platz in der Erziehung. Außerdem ist eine Kontrolle durch Bestrafung mit ziemlich vielen Problemen beladen.

Kontrolle durch Bestrafung

Sorgfältige Studien auf mehreren Gebieten haben gezeigt, daß der Gebrauch von Bestrafung zur Verhaltenskontrolle auf schwere Probleme stößt. Da in unserer Gesellschaft die Tendenz besteht, Verhalten über Bestrafung zu kontrollieren, sollte sich der Leser über die bereits bekannten und die vermuteten Nebeneffekte dieser Methode bewußt werden. Er soll dann versuchen, den Gebrauch dieser Kontrollmethode einzuschränken.

Bestrafung erniedrigt

Schüler sollen lernen, Dinge auf eine Art und Weise zu tun, die auf einen effektiven Lernstil hinauslaufen. Schüler müssen nicht nur Fähigkeiten erlernen, sondern sie müssen die Fähigkeit auch zur rechten Zeit, am rechten Ort und im richtigen Maße einsetzen können. Verhalten wird durch positive Verstärkung gefestigt. Bestrafung baut kein Verhalten auf, bestenfalls schwächt sie Verhalten ab. Daher läuft Bestrafung auf geringes Lernverhalten sowie den Wunsch hinaus, sich an weniger Aktivitäten zu beteiligen. Schüler, deren Verhalten durch Bestrafung geprägt wurde, wissen nicht, wie sie sich verhalten sollten, sondern nur, wie sie sich nicht verhalten sollen.

Bestrafung hat selten eine permanente Wirkung. Wenn die Bestrafung hart genug ist, um ein Verhalten permanent zu beseitigen, wirkt sie normalerweise auch permanent zerstörend. Solche Bestrafung ist inhuman und hat deshalb keinen Platz in der Schule. Eine leichte humane Bestrafung unterdrückt lediglich das Verhalten, auf das sie folgt. Wenn unbeständiges, unangemessenes Verhalten nicht positiv verstärkt wird und zur Eliminierung des bestraften Verhaltens führt, wird das abweichende Verhalten nach kurzer Zeit wieder auftauchen. Dann muß dieses Verhalten immer wieder bestraft werden.

Bestrafung ist situationsspezifisch

Wenn ein Schüler in Herrn Sterns Klasse Krach macht und Herr Stern es »dem Schüler so richtig gibt«, wird der Schüler nicht länger Krach machen. Zu Hause oder in einer anderen Klasse ist dieser Schüler wahrscheinlich auch nicht ruhig. Wenn Herr Stern tatsächlich starke emotionale Reaktionen bei dem Schüler ausgelöst hat, wird der Schüler wahrscheinlich auf dem Schulhof oder anderswo Probleme machen. Bestrafung lehrt die Leute nicht, sich gut zu verhalten; sie kann ihnen nur beibringen, eine Form schlechten Verhaltens in einer bestimmten Situation oder einer Umgebung nicht zu zeigen. Wenn eine Person infolge von Bestrafung außer Fassung gerät, wird sie sich in anderen Situationen noch schlimmer verhalten, was natürlich auch für die Situation gilt, in der sie die Strafe erhielt.

Bestrafung ist arbeitsaufwendig

Aufgrund der o. a. Bestrafungsmerkmale hat eine Person, die auf die Bestrafung zurückgreift, viel zu tun. Die Situation ist immer nahe daran, außer Kontrolle zu geraten; außerdem muß der Lehrer unterdrückendes Verhalten beibehalten; die Schüler lernen – wenn überhaupt – langsam; jeder ist gereizt, und der Lehrer ist ständig darauf bedacht, abweichendes Verhalten zu unterdrücken. Erfolgreiche Bestrafung muß sofort und konsistent erfolgen. Das erfordert vom Bestrafer ständige Aufmerksamkeit, da sich abweichendes Verhalten, das sich der Aufmerksamkeit entzieht, auch der Bestrafung entzieht. Die *Vermeidung* von Bestrafung hat dann die gleiche Wirkung wie positive Verstärkung, da das abweichende Verhalten bekräftigt wird.

Bestrafung ist kein Spaß

Da Bestrafung Ärger, Frustration und Gegenaggressionen hervorruft, macht es keinen Spaß, sich dort aufzuhalten, wo es Bestrafung gibt. Leute, die ausgiebig von Bestrafung Gebrauch machen, werden verkrampft und unzufrieden mit sich selbst, provozieren alle Arten von Nicht-Kooperation in ihrem Einflußbereich und bringen andere Leute dazu, ebenfalls verkrampft zu sein.

Warum überhaupt bestrafen?

Der Gebrauch von bestrafender Kontrolle kann weitreichende Auswirkungen haben. Warum gehen reizbare, nörgelnde Lehrer mit Kopfweh nach Hause? Warum lernen ihre Schüler nicht soviel, wie sie es unter positiver Kontrolle könnten? Warum haben so viele junge Leute Verhaltensprobleme, warum arbeiten sie wenig in der Schule, warum mögen sie die Schule nicht, warum verlassen sie die Schule vorzeitig, warum gibt es soviel Vandalismus an den Schulen? Warum reagieren viele Kinder (nicht durch geeignetes Verhalten) auf Prügel? Warum ist Gewalt auf den Straßen so verbreitet, warum verwüsten die Leute öffentliche Erholungsgebiete, warum gibt es aussichtslose Kriege? Wie gut funktioniert eigentlich unsere Justiz und unser Strafsystem? Welchen positiven Einfluß haben Strafzettel überhaupt auf sicheres Fahren? Wie hoch ist die Anzahl der auf Bewährung entlassenen Strafgefangenen, die in die Haftanstalt zurückkehren?

Die Antworten auf diese Fragen sind nicht leicht, einheitlich oder gänzlich bekannt. Es gibt jedoch genügend Beweise dafür, daß eine Kontrolle durch Bestrafung zu solchen Situationen beiträgt. Wenn das nächste Mal jemand zu ihnen sagt, »Setzen Sie das Kind nur richtig unter Druck, dann wird es sich auch anständig benehmen«, sollten Sie über diesen Rat gründlich nachdenken.

Positive Kontrolle

Die positive Kontrolle greift auf die Anwendung der positiven Verstärkung zurück, um Fähigkeiten aufzubauen und eine Motivation zu erzielen, die zur Ausführung dieser Fähigkeiten führt. Die Motivation, der Wille und der Wunsch, etwas zu tun, scheinen weitgehend eine Funktion der Verstärkungsgeschichte zu sein, die mit dem bestimmten Verhalten in Verbindung steht. Sowohl das Verhalten selbst als auch die Häufigkeit, mit der es auftritt, können durch passende Verstärkung gefestigt werden.
In einem direkten Vergleich mit den Charakteristika der Bestrafung, die oben erwähnt wurden, sollen hier die Effekte der positiven Verstärkung auf das Verhalten aufgelistet werden:

1. Positive Verstärkung baut etwas auf. Sie festigt das Verhalten, dem sie folgt. Sie funktioniert bei der Aneignung neuer Fähigkeiten recht gut.
2. Die positive Verstärkung produziert andauerndes Verhalten. Wenn Verhalten einmal mit Hilfe eines angemessenen Verstärkungsprogramms hergestellt wurde, zeigt es einen beachtlichen Widerstand gegen die Abschwächung. Produktive, widerstandsfähige Leute sind Menschen, die nach einem angemessenen Programm der positiven Verstärkung behandelt wurden.
3. Verhalten, das durch positive Verstärkung zustande kam, überträgt sich oft auf neue Situationen. Schüler, die durch positive Verstärkung gelernt haben, sich angemessen zu verhalten, behalten ihr angemessenes soziales Verhalten auch in anderen Situationen. Wenn sie wissen, wie sie etwas zu tun haben, ist es ihnen möglich, das Verhalten auch in anderen Situationen auszuprobieren.
4. Positive Kontrolle ist wirkungsvoll. Man muß nicht jede einzelne von angemessenen Verhaltensweisen verstärken, um eine Gewohnheit (habit) aufzubauen. Dadurch wird die ständige Wachsamkeit bei der bestrafenden Kontrolle durch das Bedürfnis gelegentlicher Verstärkung ersetzt.

5. Positive Kontrolle macht Spaß. Sie vermittelt Lehrern und Schülern ein gutes Gefühl.

Zusammenfassung zur Kontrolle

Beim Lehren – der Technik, neue Verhaltensweisen bei den Schülern zu erzielen – greift man am besten auf die positive Kontrolle zurück. Wenn Sie in diesem Buch weiterlesen, werden Sie sehen, daß sie nicht der Preisgabe natürlicher oder logischer Konsequenzen dient, die als Hemmer von unangemessenem Verhalten wirken. Die Bestrafung sollte allerdings aufgegeben werden. Bestrafung wird laut Lexikon als »Verhängung von Schmerz als eine Vergeltung von Untaten« erklärt, »ohne daß man eine Korrektur oder eine Verbesserung erwartet«. Die so definierte Strafe ist in der Schule nicht angebracht. Hemmung dagegen, die vorsichtig zur Abschwächung einer andauernden, unangemessenen Verhaltensweise benutzt wird, wird immer in Verbindung mit positiver Verstärkung angewandt. Eine falsch angewandte Hemmung wird zur Bestrafung. Als Strategie einer effektiven Kontrolle menschlichen Verhaltens ist die Bestrafung in jeder Hinsicht verwerflich.

Gewohnheiten

Nach der Theorie des sozialen Lernens hängt das von einem Organismus gezeigte Verhalten in erster Linie von seiner Verstärkungs-Geschichte ab. Wir nennen Verhaltensweisen dann Gewohnheiten (habits), wenn sie unter bestimmten Bedingungen mit ziemlicher Wahrscheinlichkeit auftreten. Gewohnheiten entstehen aufgrund von vorangegangenen Situationen, in denen ein bestimmtes Verhalten verstärkt wurde. Es müssen oft 1000 Einzelheiten einer bestimmten Bedingung vorhanden sein, ein bestimmtes Verhalten gezeigt werden, das gelegentlich verstärkt wird, bevor eine fertige Gewohnheit entsteht.
Wir haben gesehen, daß sich Verhalten langsam und stetig durch die kumulativen Wirkungen vieler Zyklen »Verhalten → Verstärkung« herausbildet. Die Geschwindigkeit, mit der eine Gewohnheit entsteht, ist in erster Linie vom Verstärkungsprogramm abhängig. Wenn wir wollen, daß Schüler schnell lernen, ist es wichtig, daß wir sie nach Programmen verstärken, die hohe Verhaltenshäufigkeit gewährleisten. Erst am Ende des Verhaltenszyklus können wir einschreiten, um

die sich bildende Gewohnheit zu beschleunigen oder zu verlangsamen. Wenn ein Schüler ein arithmetisches Problem in einer Stunde bearbeitet oder ein Wort pro Stunde sagt, können wir das rechnerische oder das Redeverhalten auch nur einmal in der Stunde verstärken. Es ist schwierig, die Entstehung von Gewohnheiten zu steuern, wenn die Antwortrate konstant bleibt. Deshalb ist es wichtig, daß der Lehrer die Wirkungsweisen der verschiedenen Verstärkungsprogramme versteht und in der Lage ist, Verstärkungsprogramme effektiv anzuwenden. Wir wollen uns nun die grundlegenden Eigenschaften zweier Arten von einfachen Verstärkungsprogrammen ansehen.

Verstärkungsprogramme

Es gibt zwei Möglichkeiten, um die Beziehung zwischen Verhalten und Verstärkung zu kontrollieren. Wir können einmal die Zeit zwischen den Verstärkungen verändern, ganz gleich wieviel Verhaltensweisen zwischen diesen Verstärkungen auftreten. Wir können uns z. B. dafür entscheiden, angemessene Verhaltensweisen eines Schülers auf dem Schulhof einfach alle fünf Minuten zu verstärken, egal ob wir zehn oder hundert Verhaltensweisen in diesen fünf Minuten zählen. Solange wir kein Schlagen, Treten, Spucken oder anderes Fehlverhalten beobachten und der Schüler in den fünf Minuten nicht wie ein Toter dasitzt, verstärken wir den Schüler einfach alle fünf Minuten. Eine Verstärkung, die einem bestimmten Zeitintervall folgt, nennt man Intervallverstärkung.
Der andere Weg, die Verstärkung mit dem Verhalten in Beziehung zu setzen, besteht darin, die Verstärkung auf eine vorgegebene Anzahl von Verhaltensweisen abzustimmen. Hier ist die Zeit zwischen den Verstärkungen von der Verhaltenshäufigkeit abhängig, da die Verstärkung erst erfolgt, wenn man die vorgegebene Anzahl von Verhaltensweisen beobachtet hat. Wir können zum Beispiel das Verhalten »Reden mit anderen Kindern« verstärken, indem wir jedes sechste Wort verstärken, das ein schüchternes Kind zum anderen sagt. Wir können das Leseverhalten nach der Vollendung jeder Seite bei stillem Lesen verstärken, was durch das Handheben des Schülers angezeigt wird. Verstärkung, die nach der Vollendung einer festgelegten Anzahl von Verhaltensweisen erfolgt, nennen wir Quoten- oder Häufigkeitsverstärkung.[1]

---

[1] Vgl. ANGERMEIER, W. F.: Kontrolle des Verhaltens, Heidelberger Taschenbücher, Band 100. Berlin, Heidelberg, New York: Springer 1976.

Intervall- und Quotenprogramme können sowohl regelmäßig als auch unregelmäßig sein. Wird die Verstärkung immer nach dem gleichen festen Intervall von Zeit oder Anzahl von Verhaltensweisen verabreicht, spricht man von einem fixierten Intervallplan. Ein Beispiel für diese regelmäßige Intervallverstärkung ist die Note am Ende des Schuljahres. Ein fixiertes Intervallprogramm wird mit FI abgekürzt. Die Noten eines Schuljahres könnte man mit einem FI-1 Programm vergleichen. Bei einem fixierten Intervall-Verstärkungsprogramm sind die Abstände zwischen den Verstärkungen immer gleich. Bei einem fixierten Quotenprogramm (FR) muß die Anzahl der Reaktionen, die vor der Ausgabe der Verstärkung erfolgen, immer gleich sein. Ein Beispiel für ein fixiertes Quotenprogramm könnte lauten: »Du mußt immer zehn Seiten aus deinem Buch lesen, bevor du zum Spielen hinausgehen darfst.« Das fixierte Quotenprogramm wird mit FR (= fixed ratio) abgekürzt. FR-10 bedeutet, daß die Verstärkung nach jeder zehnten Reaktion erfolgt.

Eine Art des fixierten Programms, das man benutzt, um neue Verhaltensweisen zu bilden, um Verhalten zu festigen und um Gewohnheiten aufzubauen, ist die regelmäßige Verstärkung. Bei kontinuierlichen Programmen erfolgt die Verstärkung im Anschluß an die Vollendung jeder einzelnen Verhaltensweise, die gefestigt werden soll (FR-1) bzw. nach einem kurzen Intervall, in dem nur das gewünschte Verhalten gezeigt wurde (FI-1).

Im Gegensatz zu den fixierten Programmen der Verstärkung stehen die variablen Schemata, bei denen das Verhalten nach unregelmäßigen Zeitintervallen oder unregelmäßiger Anzahl von Verhaltensweisen verstärkt wird. Die variable Häufigkeitsverstärkung wird in weiterem Umfang später diskutiert, da sie sich bestens eignet, Verhalten aufrechtzuerhalten, wenn es erst einmal solide genug aufgebaut ist. Die regelmäßige Verstärkung (FR-1, FI-1) wird benutzt, um Verhalten in Gang zu setzen. Da die kontinuierliche Verstärkung nach Intervall- oder Quotenprogramm erfolgt und es somit unterschiedliche Auswirkungen auf das Verhalten gibt, wollen wir uns mit diesen Unterschieden noch näher beschäftigen.

Intervall- und Quotenprogramme

Intervall-Programme führen zu einer konstanten Leistung, wobei die Verhaltenshäufigkeit mittelmäßig bleibt. Sobald sich eine Person an ein fixiertes Intervall-Programm gewöhnt hat, zeigt sie eine konstante

Anzahl von Reaktionen pro Verstärkung. Wird das Intervall zwischen den Verstärkungen vergrößert, sinkt die Verhaltenshäufigkeit, d. h., daß die gleiche Anzahl von Reaktionen über einen längeren Zeitraum erfolgt. Wird das Intervall zu lang, kann das Verhalten nach der Verstärkung sogar zum Erliegen kommen. Naht der Zeitpunkt der Verstärkung, steigt die Verhaltenshäufigkeit leicht an(s. Abb. 2). So neigen z. B. Leute mit monatlicher Bezahlung zu einem mittelmäßigen Output ihrer Arbeit und bleiben bei diesem Job. Der Output steigt vor dem Zahltag leicht an, und er fällt nach dem Zahltag.

Wird das Verstärkungsintervall kleiner, steigt die Verhaltenshäufigkeit, d. h., daß die gleiche Anzahl von Reaktionen in einer kürzeren Zeitspanne erfolgt. Die allgemeine Regel besagt, daß die Verhaltenshäufigkeit umgekehrt proportional zu den Intervallen zwischen den Verstärkungen ist. Wir sollten uns merken, daß diese Wirkung bei fixierten Intervall-Programmen der Verstärkung beobachtet wurde. Wenn eine Person sich an ein variables Intervall-Programm gewöhnt hat, ist ihre Verhaltenshäufigkeit mittelmäßig und extrem stabil. Das Absinken der Häufigkeit nach der Verstärkung und das leichte Ansteigen vor der Verstärkung verschwinden. Die Person arbeitet stetig mit mittelmäßiger Schnelligkeit.

Verhalten, das nach einem fixierten Quotenprogramm verstärkt wird, zeigt große Schwankungen in der Häufigkeit. Die Durchschnittshäufigkeit ist hoch, variiert aber vom totalen Erliegen bis zur schnellen Abfolge zwischen den Verstärkungen. Dieses Verhalten gipfelt in hochgradiger Aktivität, die durch Pausen unterbrochen wird. Niedrige Quotenprogramme produzieren einen extrem hohen Arbeits-Output. Dieser Output ist jedoch für alle äußeren Einflüsse empfindlich, die die Arbeit unterbrechen können. Weniger Arbeit führt zu geringer Bezahlung, das kann schnell zu einem Teufelskreis des sinkenden Outputs und sinkender Verstärkung führen. Ein Akkordarbeiter wird nach einem Quotenprogramm verstärkt. Einer, der viel und erfahren arbeitet, kann bei einem Quotenprogramm mehr verdienen und wird mehr arbeiten als einer, der nach einem Intervall-Programm bezahlt wird. Wenn jedoch für den Arbeiter Schwierigkeiten auftreten und sein Output sinkt, sinkt auch sein Netto-Lohn. Das kann schnell zu Unlust und zum Aufgeben des Jobs führen. Fixierte Quotenprogramme mit einer großen Anzahl von Reaktionen zwischen den Verstärkungen nennt man »dünne« FR-Programme. Sie führen zu einer extremen Variabilität in der Reaktionshäufigkeit, die ein großes Auf und Ab aufweist. Die Gefahr bei FR-Programmen ist, daß das Verhalten ganz aufhört bzw. nie wieder gezeigt wird.

Im Gegensatz zu den Auswirkungen eines fixierten Quotenprogramms neigt das Verhalten, das nach einem variablen Quotenprogramm verstärkt wird, dazu, häufiger und sicherer wieder aufzutauchen. Die Häufigkeitsraten tendieren zwar eher zu Fluktuation, als es bei einem zufälligen Intervall-Programm der Fall ist, aber sie sind stabiler als bei der Anwendung von FR-Programmen. Das große Plus der variablen Quotenprogramme liegt darin, daß sehr hohe durchschnittliche Verhaltenshäufigkeiten fast unbegrenzt beibehalten werden können, und zwar auf ökonomische Art und Weise. Wir werden auf dieses Phänomen etwas später in diesem Kapitel eingehen und dieses Programm in Kapitel 12 anwenden, um überdauerndes, langfristiges Verhalten aufzubauen.

Heranbilden von Gewohnheiten

Neue Gewohnheiten werden am besten aufgebaut, wenn man sie sofort verstärkt. Das heißt, daß erwünschtes Lern- oder Sozialverhalten, das zunächst nur selten auftritt, durch die Anwendung von niedrigen Quoten- oder kurzen Intervall-Verstärkungsprogrammen (FR-1, 2, 3 . . .) gesteigert werden kann. Sehen Sie sich bitte Abb. 2 an.

Sind Gewohnheiten erst einmal aufgebaut, liegen die Probleme in einer weiteren Steigerung der Verhaltenshäufigkeit, also in der Absicherung, daß dieses Verhalten genügend oft wiederholt wird, sowie im Aufbau einer überdauernden Gewohnheit. Aus Abb. 3 können wir ersehen, daß ein fixiertes Programm, das ausreicht, um das Verhalten aufrechtzuerhalten, zu einem Sinken der Verhaltenshäufigkeit

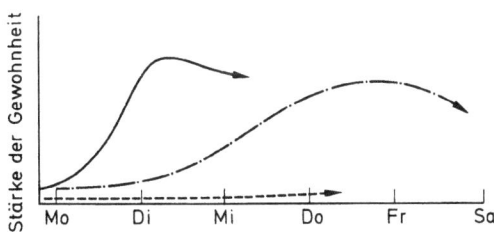

Abb. 2. Heranbilden von Gewohnheiten. Habits werden am schnellsten gebildet, wenn die erwünschten Verhaltensweisen sofort und ständig verstärkt werden.
Ständige Verstärkung – durchgängige, sofortige, positive Verstärkung —→;
gelegentliche Verstärkung (verzögert und positiv) — · —→;
sehr unregelmäßige, häufig ausgesetzte positive Verstärkung — — →

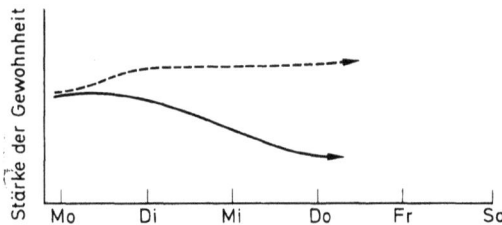

Abb. 3. Aufrechterhaltung von Gewohnheiten. Um eine eben aufgebaute Gewohnheit mit hoher Stärke zu erhalten, muß die Verstärkungs-Skala gestreckt werden, sonst fällt die Quote auf ein niedrigeres Niveau, und es kann notwendig werden, gelegentlich neue Arten von Verstärkern einzusetzen, um eine akzeptable Quote beizubehalten. Das ist unnötig; strecken Sie bis zu einem Zufalls-Schema
Verstärkung durch Zufallsprogramm – – →;
Verstärkung nach fixiertem Programm⎯⎯⎯→

führt. Fixierte Intervall-Programme ergeben nur eine mittelmäßige Verhaltenshäufigkeit. Fixierte Quotenprogramme, die zu dünn sind, um eine hohe Verhaltenshäufigkeit zu erzielen, sind gefährlich, da das Verhalten sich bis zum Nullpunkt abschwächen kann. Zwar sind beide Programmarten, sowohl das fixierte Intervall- als auch das fixierte Quotenprogramm für den Aufbau von Gewohnheiten wertvoll, aber zur Erhaltung von Gewohnheiten nicht anwendbar.

Aufrechterhaltung von Gewohnheiten

Wir wenden uns nun einer dritten Art von Verstärkungsprogrammen zu, die für die Aufrechterhaltung von Nutzen sind. Diese Art der Verstärkung kombiniert die Vorteile zweier einfacher Verstärkungsprogramme und vermeidet deren Nachteile. Es handelt sich um die zufällige Verstärkung (syn. randomisierte Verstärkung, Zufallsprogramm). Ein Zufallsprogramm kann ein Intervall-, ein Quoten- oder ein Programm sein, welches sowohl Intervall- als auch Quotenprogramm ist. Zufallsprogramme belohnen entweder nach einer zufällig variierenden Anzahl von Reaktionen oder nach zufälligen Zeitintervallen. Eine solche randomisierte Verstärkung kann ausreichen, um hohe Quoten bezüglich des Outputs zu erhalten, die durch dieses »dünne« Quotenprogramm hervorgerufen wurden; besitzt aber gleichzeitig die Sicherheitsaspekte eines Intervall-Programms. Der feste Verdienst zuzüglich Zahlung einer Kommission und die Umsatzbeteiligung sind bekannte Beispiele gemischter Zufallsprogramme. In beiden Fällen kann man mit einer regelmäßigen Bezahlung rechnen. Jedoch laufen außergewöhnliche individuelle Anstrengung und Glück in erster Linie wie auch Gruppenanstrengung und Glück in zweiter Linie auf eine gelegentliche Zusatzverstärkung hinaus. Der Spielautomat ist ein weiteres Beispiel für ein Gerät, das nach einem Zufallsprogramm, hier Quotenprogramm verstärkt, bzw. belohnt.

In der Realität treten die meisten Verstärker nach dem Zufallsprinzip auf. Meinen wir manchmal Glückssträhnen zu haben, so haben wir aber auch Tage oder Wochen, in denen nichts zu funktionieren scheint. Dann gibt es wieder Perioden, in denen alles klappt. Belohnungen werden im täglichen Leben außerordentlich zufällig verteilt, führen uns aber zu weiteren Anstrengungen, und zwar auch in Perioden von fehlender Verstärkung. Wir arbeiten hauptsächlich nach gestreckten Zufallsprogrammen. Festgesetzte Gewohnheiten werden ebenfalls nach diesem Schema erhalten. Neue Verhaltensweisen erfordern umfangreiche, fixierte Quoten- bzw. fixierte Intervall-Programme. Sie sollten sich diese beiden Konzepte merken.

Schlüsselreize regen Erwartungen an (feed forward)

Bisher haben wir unsere Diskussion über die Prinzipien des Lernens auf die Wirkungsweisen der Verhaltenskonsequenzen bezüglich der Gewohnheitsstärke von Verhalten beschränkt. Die direkten Konsequenzen des Verhaltens üben unverzüglich eine große Wirkung auf die Gewohnheitsstärke des Verhaltens aus. Verhalten wird jedoch nicht nur von Verstärkern, sondern außerdem von Reizen und Ereignissen, die ihm vorausgehen, beeinflußt. Solche Reize nennt man Schlüsselreize. Ein Schlüsselreiz kann die Auftretenswahrscheinlichkeit eines Verhaltens erhöhen. Verhalten kann durch Schlüsselreize ausgelöst werden, wogegen andere Schlüsselreize Verhalten hemmen. Wir werden später in diesem Kapitel darauf eingehen, welche Arten von Schlüsselreizen Verhalten auslösen und wie man Schlüsselreize zur Hemmung oder Auslösung von Verhalten einsetzen kann. An diesem Punkt ist es zunächst wichtig, anzumerken, daß Schlüsselreize eine den Verstärkern entgegengesetzte Wirkung haben. Schlüsselreize gehen dem Verhalten voraus. Sie kontrollieren das Verhalten, das auf sie folgt, während Verstärker dem Verhalten folgen. Sie kontrollieren die zukünftige Wahrscheinlichkeit und die Quote des vorausgehenden Verhaltens. Schlüsselreize wirken anspornend. Das ›Feedforward‹-Modell zur Erklärung von Verhalten wird in der Annahme herangezogen, daß Verhalten durch vorhergehende Ereig-

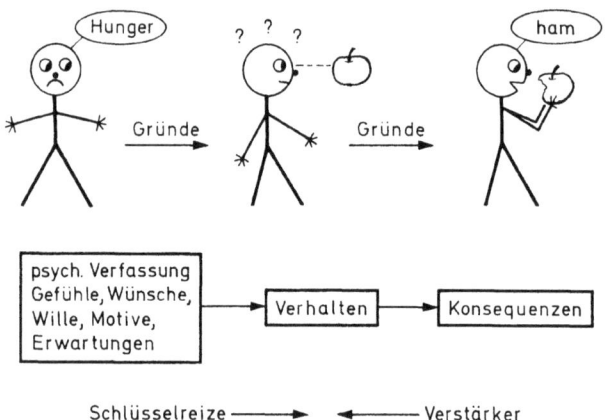

Abb. 4. Schlüsselreize regen Erwartungen an (feed forward)

nisse bestimmt oder verursacht wird. Häufig wird Verhalten dadurch erklärt, daß die geistige oder emotionale Verfassung, die dem Verhalten vorausgeht, die wesentliche Determinante des darauf folgenden Verhaltens ist. Das ›Feedforward‹-Modell ist in Abb. 4 aufgezeichnet. Nach diesem Modell gilt die Annahme, daß ein bestimmtes Verhalten aufgrund einer individuellen psychischen Verfassung auftritt. Die Konsequenzen des Verhaltens werden als »Effekte« bezeichnet, von denen man annimmt, daß sie auf die Verhaltenswahrscheinlichkeit einen geringen Einfluß und auf die Ursache, also den zugrunde liegenden psychischen Zustand, keinen Einfluß ausüben. Machten wir uns dieses Postulat zur Verhaltensänderung zu eigen, müßten wir zuerst die Gefühle der betreffenden Person ändern. Das erklärt einen Teil des unterschiedlichen Ansatzes der Keim-Theorie und der Theorie des Sozialen Lernens. Wir werden feststellen, daß Schlüsselreize ein Auftreten von Verhalten wahrscheinlich machen, aber es nicht »erzwingen« können. Tatsächlich üben die Konsequenzen des Verhaltens (Verstärker) nicht nur mehr Kontrolle über das Verhalten aus als Schlüsselreize, sondern sie bestimmen auch, welche Schlüsselreize zu kontrollierenden Schlüsselreizen werden.

Verstärker wirken rückwärts (feed back)

Operantes Konditionieren basiert auf dem ›Feedback‹-Modell der Verhaltenskontrolle. Das ›Feedback‹-Modell steht im Gegensatz zum gewöhnlichen ›Feedforward‹-Gedanken bezüglich der Ursachen

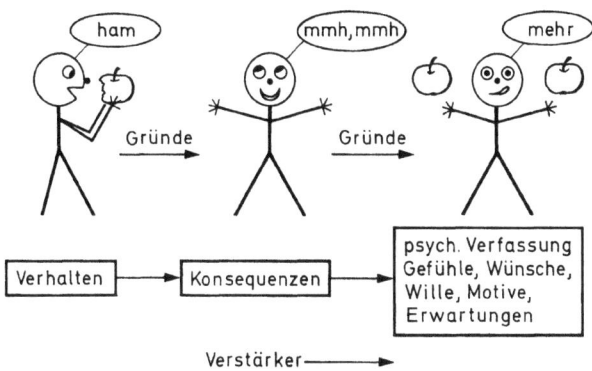

Abb. 5. Verstärker wirken rückwärts (feed back)

und Wirkungen von Verhalten. Nach dem ›Feedback‹-Modell erscheinen die Kontrollinstanzen des Verhaltens und des geistigen Zustandes (Ursache) später als der geistige Zustand und das Verhalten, die kontrolliert werden (Effekt).
Die Konsequenzen des Verhaltens üben über die zukünftigen psychischen Ausprägungen des Verhaltens eine Kontrollfunktion aus und bestimmen, welche Art von psychischer Verfassung zum Schlüsselreiz wird. Es wäre empfehlenswert, Ihre Vorkenntnisse über Ursache und Wirkung zu vergessen, bis Sie in der Anwendung des ›Feedback‹-Modells erfahren sind, indem Sie das operante Konditionieren beherrschen. Man braucht eine beachtliche Praxis, bis das Wissen über die Ursache nicht mehr zu Annahmen nach dem ›Feedforward‹-Modell zwingt und man zu Schlußfolgerungen nach dem ›Feedback‹-Modell kommt. Es folgt ein Beispiel dafür, wie Verhaltenskonsequenzen sowohl Einstellungen als auch Verhalten kontrollieren: Wir nähern uns zögernd einer unbekannten Aktivität oder einem unbekannten Gegenstand. Nehmen wir an, wir haben letztlich das Unbekannte geprüft und es geht erfreulich für uns aus. Wir mögen, was wir versuchten. Unsere Einstellung hat sich nun geändert, und die Auftretenshäufigkeit dieses Verhaltens wird sich steigern. Oft passiert das Gegenteil: Wir nähern uns einer neuen Situation mit hohen Erwartungen. Wir engagieren uns. Das Ergebnis ist unerfreulich. Wir ändern unsere Meinung, und dieses Verhalten nimmt ab.

Feedforward kontra Feedback

Wir sollten der Versuchung widerstehen, das ›Feedback‹-Modell und das ›Feedforward‹-Modell wertend zu vergleichen. Beide sind in dem Sinne nicht richtig, daß sie Verhalten erklären. Das ›Feedforward‹-Modell erklärt die Wirkung von Schlüsselreizen; das ›Feedback‹-Modell bezieht sich auf den Einsatz von Verstärkern. Schlüsselreize gehen dem Verhalten voraus. Hunger und der Anblick eines Apfels können als Schlüsselreize dienen, die den Biß in den Apfel nur dann hervorrufen, wenn frühere Erfahrungen der Person sagen, daß man Äpfel essen kann und daß sie Äpfel mag. Erinnern wir uns daran, daß Europäer viele Jahre lang keine Tomaten aßen. Man dachte, sie enthielten tödliches Gift, und niemand wollte auch nur einen Versuch wagen. Verhalten wird nur durch bestimmte Schlüsselreize ausgelöst. Im allgemeinen haben die Verhaltenskonsequenzen eine größere Kontrolle über die zukünftige und gegenwärtige Wahrscheinlichkeit des Verhaltens als Schlüsselreize. Zukünftiges Apfelessen wird wahrscheinlicher, nachdem ein Apfel probiert und festgestellt wurde, daß er schmeckt. Treten die Schlüsselreize »Hunger« und »Apfel« gemeinsam auf, erscheint das »Essen«. Wenn jedoch jemand eine schlechte anfängliche Erfahrung mit einem Apfel gemacht hat und krank wurde, wird er wahrscheinlich trotz Hungers und Vorhandenseins eines Apfels keinen anderen mehr probieren, bis ihn jemand überreden kann, daß nicht alle Äpfel gleich sind.
Erinnern wir uns daran, daß das operante Konditionieren sowohl aufgrund von ›Feedforward‹- als auch ›Feedback‹-Prinzipien funktioniert. ›Feedback‹ ist dann wirkungsvoller, wenn das Verhalten einmal aufgetreten ist oder es anderen Ereignissen gleicht, mit denen die Person bereits Erfahrung hat. Die Verstärkung verändert den Stellenwert von Schlüsselreizen.

Diskriminative Reize

Wir haben soeben gesehen, daß die Konsequenzen des Verhaltens, nämlich die Verstärker, das Verhalten sowie den vorangegangenen Schlüsselreiz über ein Feedback-System kontrollieren. Die verhaltensgefestigten Effekte der Verstärkung treten augenblicklich ein. Eine Verstärkung steigert die zukünftige Wahrscheinlichkeit einer Verhaltensweise. Im folgenden werden wir über die Wirkung von Schlüsselreizen auf die Verhaltensintensität, die Gewohnheitsstärke sprechen. Bestimmte Arten von Reizen, die man diskriminative Reize nennt, bewirken eine bestimmte Verhaltensweise bei einer Person, der ein Schlüsselreiz präsentiert wurde. Ein bestimmter Schlüsselreiz wirkt für eine bestimmte Person als diskriminativer Reiz, wenn wir bei mehreren Gelegenheiten beobachtet haben, daß die Präsentation dieses Schlüsselreizes zu einer speziellen Verhaltensweise führte, z. B., Schlüsselreiz 1: es ist Montag, der 9. April, um 08.45 Uhr und Person 1, Alan → Verhalten 1: Alan geht zur Schule. Schlüsselreiz H: eine Person ist hungrig und Schlüsselreiz F: hier ist ein Sandwich mit Erdnußbutter → Verhalten E: die Person ißt das Sandwich.

Es gibt viele wichtige Unterschiede zwischen Schlüsselreizen und der Verstärkung mit ihren jeweiligen Auswirkungen auf das Verhalten. Wir haben bereits festgestellt: Schlüsselreize gehen dem Verhalten voraus. Schlüsselreize wirken sich mit ihren Effekten auf das Verhalten aus, das ihnen folgt. Die meisten von uns wissen bereits viel über Schlüsselreize. Wir haben bisher geglaubt, daß Schlüsselreize die Art und Weise bestimmen, in der Verhalten abläuft. In gewissem Ausmaß trifft das auch zu. Wie Sie aber sicherlich auch schon vermuten werden, haben Verstärkung und ›Feedback‹ viel damit zu tun, ob ein Schlüsselreiz lediglich irgendein neutraler Reiz ist oder ob er als diskriminativer Reiz dient. Schlüsselreize werden zu diskriminativen Reizen, wenn bei mehreren Gelegenheiten dieses Paar (Schlüsselreiz und Verhalten) von einem positiven Verstärker gefolgt wird. Schlüsselreize werden nur graduell Verhalten kontrollieren können. Die Kontrolle entwickelt sich aus einer Verstärkungsgeschichte des Paares (Schlüsselreiz und Verhalten).

Kommen wir zu unserem obigen Beispiel zurück: Alan lernte nicht gleich beim ersten Versuch, an Wochentagen um 08.45 Uhr von zu Hause zur Schule loszugehen. Es dauerte fast ein ganzes Jahr, bis die Schlüsselreize: Zeit und Datum wirklich dazu führten, zur Schule zu gehen. Bevor nicht jemand mehrere Erdnußbutter-Sandwiches gesehen, gerochen, probiert und für gut befunden hat, führt das Anbieten an eine hungrige Person nicht zum Essen. Diejenigen unter Ihnen, die keine Erdnußbutter mögen, können besser verstehen, warum ein Schlüsselreiz und ›Feedforward‹-Effekte durch ein verstärktes Ergebnis validiert werden müssen, bevor derselbe Schlüsselreiz Verhalten hervorruft. Wir werden in diesem Buch viele Beispiele finden, in denen Lehrer den Schülern Schlüsselreize bieten, die Schüler aber vom Lehrer nicht erwartete Verhaltensweisen zeigen. Z. B. »John, setz dich.« John ignoriert das, lacht und beginnt im Zimmer umherzulaufen. Der Befehl »setz dich« kann für John ein diskriminativer Reiz gewesen sein, aber in seiner Verstärkungsgeschichte galt dieser diskriminative Reiz einer Verhaltensweise, die sich von der vom

Lehrer erwarteten weitgehend unterschied. Wir können die Reaktion einer anderen Person auf einen Schlüsselreiz, den wir ihr bieten, nicht von vornherein bestimmen. Sicherlich stimmt die Bedeutung einer großen Anzahl von Schlüsselreizen unter den Leuten überein. Da sich aber dieses Buch mit der Darstellung von Techniken zur Verhaltensänderung beschäftigt, die Kinder mit recht ungewöhnlichem Verhalten in den Mittelpunkt stellen, haben wir es mit einer Reihe von »Johns« zu tun, deren Verstärkungsgeschichte nicht normal verlief. Diesen »Johns« muß man erst beibringen, was »setz dich« bedeutet. Das kann bei der Anwendung von operanten Techniken sehr schnell geschehen.

Reizkontrolle

Die Technik, Schlüsselreiz und Verhalten als Kontrollmechanismus des Verhaltens zu verstärken, nennt man Reizkontrolle (Stimuluskontrolle). Z. B. wenn es nicht 08.45 Uhr und wochentags ist, wird Alan wahrscheinlich nicht zur Schule gehen. Wenn Sam und Mary John zulächelten, würde er wahrscheinlich nicht durch die Klasse rennen.
Es ist wichtig, sowohl Reiz- als auch Verstärkungskontrolle in der Klasse anwenden zu lernen. Wir werden in mehreren Kapiteln – speziell in Kapitel 11 – spezifische Anwendungen der Reizkontrolle zur Verhaltensänderung diskutieren. Versuchen Sie sich einige Punkte zu merken:

1. Umweltbedingte und soziale (Schlüssel-)Reize, die einem Verhalten vorausgehen, können die Auslöser für das Verhalten sein.
2. Wenn Sie ein anderes Verhalten erzielen wollen, benutzen Sie andere Schlüsselreize.
3. Schlüsselreize dienen nur dann zur Verhaltenskontrolle, wenn das gewünschte Paar (Schlüsselreiz + Verhalten) von einer Verstärkung gefolgt wird.
4. Schlüsselreize werden erst nach einer relativ großen Anzahl von Verstärkungen zu diskriminativen Reizen und damit Kontrollmechanismen des Verhaltens.
5. Diskriminative Reize machen ein Verhalten niemals sicher; sie machen sein Auftreten nur wahrscheinlicher.
6. Verstärkung und ›Feedback‹ haben eine größere und schnellere Wirkung als Schlüsselreize und ›Feedforward‹. Wenn jedoch ein Schlüsselreiz ein Verhalten sehr wahrscheinlich macht, haben wir niemals die Chance, es zu verstärken.

7. Erschließen Sie das Verhalten, das Sie haben wollen. Reizen Sie kein Verhalten an, das Sie nicht wollen. Das ist schwer durchzustehen. Hoffentlich sind Sie nach der Lektüre des Buches eher dazu in der Lage.

4 Die Vorbereitung des sozialen Umfeldes

Ungeachtet der technischen Vorzüge eines Programms zur Verhaltensänderung hängt sein Erfolg von der Unterstützung von Schlüsselpersonen ab. Zu ihnen zählen der Schüler, seine Eltern, der Rektor und jede andere erwachsene Person, die im häuslichen und schulischen Leben für den Schüler wichtig ist. Vor der Einführung neuer Techniken, die diese Schlüsselpersonen zu Fragen veranlassen könnten, sollte der Lehrer ein gemeinsames Treffen aller Beteiligten arrangieren. Dabei können sie sich ihrer gemeinsamen Ziele, Zweifel und Strategien bewußt werden. Die vom Lehrer vorgeschlagene Vorgehensweise zur Verhaltensänderung sollte detailliert dargestellt werden. Die Schlüsselpersonen sollten dabei die Möglichkeit haben, Verbesserungen vorzuschlagen und Fragen zu stellen, damit sie von der Richtigkeit des Vorschlages des Lehrers überzeugt sind. Jedes Programm zur Verhaltensänderung, das nach einem solchen Treffen einsetzt, wird eher ein kooperatives und erfolgreiches Unterfangen. Beginnt man das Programm ohne diese vorbereitenden Schritte, so würde das eine Beziehungslosigkeit der Schlüsselpersonen zum Programm, ihre Kritik, ja vielleicht sogar ihre aktive Opposition hervorrufen.

Legen Sie Daten vor

Ein Lehrer wird für sein Programm eher Unterstützung finden, wenn er bei der gemeinsamen Besprechung Daten vorlegen kann, die das derzeitige Leistungsniveau des Schülers deutlich machen. Der Lehrer sollte sich der operanten Beobachtung bedienen und die Basisdaten für herausgestellte Verhaltensweisen (s. Kap. 5 und 6) vor dem gemeinsamen Treffen sammeln. Er verfügt dann über Graphiken, die auf der Grundlage eines jeden Tages die aktuelle Rate des Lern- und abweichenden Verhaltens zeigen, die er verbessern will. Falls der Lehrer das Verhalten von anderen Schülern durch die Anwendung von operanten Techniken schon einmal gebessert hat, können die Graphiken dieser erfolgreichen Fälle zur Illustration der Methoden und der Ergebnisse dienen.

Gewinnen Sie die Zustimmung der Eltern

Ein aktives und engagiertes Interesse von seiten der Schlüsselpersonen an dem Programm, das dem Kind, für das sie verantwortlich sind, helfen soll, ist leider nicht der Idealzustand. Was kann ein Lehrer hier tun, um Abhilfe zu schaffen? Er sollte neue Aspekte des Programms behutsam erklären. Will er etwas Bestimmtes anwenden (z. B. Zeit stoppen oder Belohnung durch Bonbons), sollte er sich versichern, daß den Eltern die Möglichkeit gegeben wird, dagegen Einspruch zu erheben. Der Lehrer sollte auf die Aufgabe der Taktiken, gegen die die Eltern etwas einzuwenden haben, vorbereitet sein und andere benutzen, die für sie eher akzeptabel sind. Anstatt etwas durchzusetzen, wogegen sich die Eltern reserviert verhalten, sollte der Lehrer eine Alternative anbieten, die technisch vielleicht weniger Möglichkeiten bietet, die die Eltern aber bejahen.
Sind alle Einwände ausgeräumt, sollte der Lehrer mit dem Programm zur Verhaltensänderung beginnen. Denn wenn keine der Schlüsselpersonen Einwände anbringt, kann der Lehrer mit einiger Sicherheit damit rechnen, daß sie sich neutral verhalten werden. Diese Bedingung, weder Einwände noch Unterstützung, gibt dem Lehrer den nötigen Spielraum, mit einer guten Chance an die signifikante Veränderung des Problemverhaltens des Schülers in der Klasse heranzugehen. Es besteht allerdings nur eine geringe Chance, daß die positiven Veränderungen im Sozialverhalten auch außerhalb der Schule zum Ausdruck kommen; denn die häusliche Umwelt kann weiterhin das unerwünschte Verhalten aufrechterhalten, wenn sich der Schüler außerhalb der Klasse befindet. Wenn der Lehrer das Verhalten der Schlüsselpersonen, die das unerwünschte Verhalten weiter verstärken, nicht ändern kann oder will, muß man mit einem solchen Ergebnis rechnen.

Informieren Sie den Schüler

Eine Prämisse der operanten Vorgehensweise zur Änderung menschlichen Verhaltens besteht darin, daß die Person, deren Verhalten geändert werden soll, voll an dem Programm teilhaben kann und soll. Kleine, retardierte oder gestörte Kinder sollten soweit wie möglich mitwissende Teilhaber sein. Das gesamte Verhalten eines Schülers und alle Pläne zur Änderung dieses Verhaltens sind die ureigenste Angelegenheit des Schülers. Er soll wissen, wie es zur Zeit um ihn steht, dazu beitragen, die Ziele mitzubestimmen, die ihm gesteckt werden sollen, und über die Mittel mitzuentscheiden, die zur Erreichung dieser Ziele dienen sollen; ferner sollte er über seinen täglichen Fortschritt informiert werden. Es darf keine Geheimnisse über das Sozial- oder Lernverhalten des Schülers geben. Jeder, der mit diesem Programm zur Verhaltensänderung befaßt ist – und das gilt insbesondere für den Schüler selbst – ,ist an seinem Fortkommen interessiert. Schon die Information über gemachte Fortschritte ist für den Schüler verstärkend und trägt zur weiteren Verbesserung bei.

Durchbrechen Sie den Teufelskreis

Schüler, die häufig in der Klasse stören, sind von den Lehrern allgemein nicht gut gelitten. Häufig ist die hervorstechendste Fähigkeit dieser Schüler das Ärgern des Lehrers. Unglücklicherweise geraten solche Schüler und deren Lehrer in eine in sich geschlossene verstärkende Beziehung, in der jeder das Verhalten des anderen aufrechterhält. Der Schüler benimmt sich daneben; der Lehrer wird ärgerlich. Diese Verärgerung drückt sich in bösen Blicken, einem roten Gesicht oder vielleicht in Tadeln aus. Der Lehrer muß seine innegehabte Beschäftigung unterbrechen, um die Aufmerksamkeit auf das abweichende Verhalten des Schülers zu lenken. Andere Schüler werden ebenfalls diesen Schüler ansehen und lachen oder kichern. Aufmerksamkeit dient gewöhnlich aber als positiver Verstärker. »Jedes Verhalten, auf das ein positiver Verstärker folgt, wird gefestigt.« Die Wahrscheinlichkeit, daß dieser Schüler sein Fehlverhalten wiederholt zeigen wird, ist somit gestiegen. Als Folge der verärgerten Reaktionen von seiten des Lehrers beendet der Schüler sein Fehlverhalten für einen Moment. »Jedes Verhalten, das einen aversiven Reiz entfernt, wird gefestigt.« Das nennt man dann negative Verstärkung. Bei zukünftigen Gelegenheiten ist der Lehrer anläßlich eines Fehlverhaltens des Schülers eher geneigt, wütend zu werden, und zeigt das mit bösen Blicken oder Tadel. Damit ist eine Situation geschaffen, die einen verzweifelten Lehrer hervorbringt und einen Schüler, der in hohem Maße abweichendes Verhalten zeigt.
Bevor das abweichende Verhalten des Schülers eliminiert werden kann, muß diese Symbiose zerstört werden. Der Lehrer muß aufhören, das abweichende Verhalten zu verstärken. Wenn der Lehrer über den Problem-Schüler allerdings sehr wütend ist, ist es unwahrscheinlich, daß er sein Verhalten einfach abstellen kann. Wir empfehlen hier zwei verschiedene Strategien, die Sie anwenden können:

1. Der Lehrer kann sich eine Erholungspause gönnen, indem der problematische Schüler nur einen Teil des Tages in der Klasse verbringt. Im Falle, daß sich die Situation so zugespitzt hat, verbringt der Schüler sowieso schon den größten Teil seiner Zeit im Gang oder im Büro des Rektors. Unglücklicherweise geht jedem »Rausschmiß« eine Schlacht voraus. Sollte es ein Treffen zwischen dem Rektor und den Eltern gegeben haben, kann vereinbart werden, daß der Schüler vor dieser Schlacht aus der Klasse geschickt wird. Er kann einen Teil des Tages zu Hause verbringen, allein bleiben oder im Büro des Rektors arbeiten. Zu diesem Zeitpunkt sollte der Lehrer sich von einem Psychologen oder sonstigen im Umgang mit Maßnahmen zur Verhaltensänderung geschulten Personen beraten lassen. Sobald das Thema mit dem Schüler und seinen Eltern diskutiert worden ist und der Lehrer sich zutraut, mit dem Programm zu beginnen, kann der Schüler wieder am Unterricht teilnehmen. Der Lehrer verfügt nunmehr über ein Repertoire von Techniken, die ihn nicht mehr die Nerven verlieren lassen. Durch Handeln, nicht durch Worte, muß dem Problem-Schüler gezeigt werden, daß der Lehrer abweichendes Verhalten nicht verstärken wird, daß er aber eine Menge Verstärker für angemessenes Verhalten bereithält.
2. Der Schüler kann in eine andere Klasse versetzt werden, in der Lehrer und Schüler noch keine gemeinsame »Geschichte von Auseinandersetzungen« haben. Man kann nur hoffen, daß sich der neue Lehrer mit operanten Techniken auskennt. Sonst können sich die Probleme in gleicher Weise entwickeln wie in der Klasse, aus der der Schüler herausgenommen wurde.

5 Erstellung eines Modellplanes zur Verhaltensänderung

Der erste Schritt in Richtung einer Programmplanung zur Verhaltensänderung besteht darin, das Problem als solches abzugrenzen. Der Lehrer sollte in einfacher Sprache spezifizieren, auf welche Verhaltensweis(n) sich das Problem gründet. Das Problemverhalten muß in Form des beobachtbaren Verhaltens identifiziert und spezifiziert werden. Durch welche beobachteten Verhaltensweisen und durch welches erfaßbare Handeln zeigt der Schüler Problemverhalten? Unter die beobachtbaren Aktionen fallen unangebrachtes Sprechen, unerlaubtes Aufstehen während der Stunde, das Schlagen anderer Kinder, das Lösen einer ungenügenden Anzahl von Rechenaufgaben sowie fehlerhaftes, langsames Lernen. Wenn die beobachteten Problem-Verhaltensweisen einmal erfaßt und katalogisiert sind, dann kann der Lehrer nach einem Plan zur Besserung spezifischer, beobachteter Probleme verfahren.

Fachmännische Unterstützung

Schüler, die sich sonderbar verhalten, könnten eventuell auf bislang unentdeckte, organische Faktoren medizinisch behandelt werden. Zeigt ein Schüler ungewöhnliches Verhalten, besonders aufgrund von Lernproblemen oder sozialen Schwierigkeiten in der Schule, sollte man an eine angemessene medizinische oder diagnostische Beratung denken. Es ist ratsam, die Angelegenheit mit folgenden Leuten – und auch in der folgenden Reihenfolge – so lange zu diskutieren, bis ein zufriedenstellendes Ergebnis erzielt worden ist:

1. den Eltern des Kindes,
2. dem Rektor,
3. der Krankenschwester der Schule,
4. dem Schulberater,
5. einer Krankenschwester im öffentlichen Dienst,
6. einem Vertreter der Schulbehörde,
7. einem Schulpsychologen oder Sozialarbeiter,

8. einem Vertreter des Gesundheitsamtes,
9. einem Arzt eines psychiatrischen Krankenhauses.

Die diagnostischen Untersuchungen können Hilfe von außen erfordern, die durch einfache Maßnahmen, wie z. B. Entfernung von Ohrenschmalz aus dem »tauben« Ohr oder die Verschreibung eines Medikaments für ein epileptisches Kind, das Problemverhalten mildern. Ansonsten fällt dem Lehrer allein die Aufgabe zu, verschiedene Techniken zur Vermittlung von neuen Kenntnissen für den Schüler zu erfinden, ohne Berücksichtigung der gestellten Diagnose oder des bestehenden Defizits, solange der Schüler in seiner Klasse ist. Bei der Identifizierung der Verhaltensbasisquote sind gute Diagnostik-Berichte hilfreich, was ebenso für die Planung einer Behandlungsfolge und die Auswahl der möglichen Verstärker gilt. Diagnostik-Berichte, die nichts über bestimmte Heilungstechniken aussagen, sind nutzlos und machen das Konzept der Einbeziehung der Diagnostik zur Farce. Der Lehrer sollte sich so lange genau an die diagnostischen Empfehlungen halten, bis

1. der Schüler »stabilisiert« ist,
2. dem Lehrer spezifische Mittel in die Hand gegeben werden, die Heilbehandlung selbst durchführen zu können, oder
3. es klar ist, daß in diesem Falle Hilfe jeglicher Art nicht möglich ist.

Im letzteren Falle kann der Lehrer entweder um weitere Unterstützung ersuchen oder eigene Techniken erproben, wenn er nicht gar aufgibt. Ein sorgfältiges und genaues Nachforschen durch den Lehrer wird zwei der am häufigsten von Lehrern geäußerten Beschwerden unterbinden: »Ich habe den Befund schon vor Monaten zur Spezialdiagnostik eingesandt, seither aber nichts mehr davon gehört« und »Ja, ich habe den Befund vorliegen; er enthält aber nichts anderes als meine eigene Diagnose, nur etwas komplizierter ausgedrückt: Geistig behindert. Hyperaktiv . . «

Meßgrundlagen

Man sollte die oberen Grenzen des Schülers im schulischen und sozialen Bereich abstecken. Der Schüler muß sich von dem Niveau an verbessern, auf dem noch alles gut funktioniert, auch wenn es vier Jahre unter dem Klassenniveau liegen sollte. Dieses Funktionsniveau nennt man die Grundlinie des Verhaltens. Die Anweisungen in der Klasse müssen auf einem Niveau sein, von dem aus der Schüler funktionieren kann. Es ist ratsam, sowohl vom Schwierigkeitsgrad als auch vom Arbeitsumfang her unter dem Niveau zu beginnen, das den Schüler erfahrungsgemäß nicht vor unlösbare Aufgaben stellt.

Steigern Sie die schulische Leistung

Bisher haben wir zwischen den Schülern unterschieden, deren soziales Verhalten problematisch ist, und denen, die Lernschwierigkeiten aufweisen. Eine solche Unterscheidung gilt nicht für die Planung eines Verhaltens-Interventions-Programms. Schüler mit schweren Verhaltensproblemen stehen auch in bezug auf die Lernleistung auf der untersten Ebene. Der größte Teil des Fehlverhaltens ist mit den schulischen Anforderungen unvereinbar. Wenn wir in der Lage sind, schulisches Arbeiten zu verbessern, sinkt gleichzeitig das Ausmaß der abweichenden Verhaltensweisen. Es ist möglich, sich zunächst auf eine Verringerung des sozialen Fehlverhaltens zu konzentrieren. Das würde die Umformung eines hyperaktiven Kindes, das nur geringe Schulleistungen erbringt, in ein stilles Kind bedeuten, das nur dasitzt und kaum arbeitet. Ein lebloses Wesen. Ist es das, was die Schule will? Das wesentliche Ziel besteht doch darin, die Schulleistungen des Schülers zu steigern. Ist das erreicht, wird sich soziales Verhalten selbst regulieren. Die einzigen Gelegenheiten, die soziales Fehlverhalten per se zum Problem werden lassen, sind Spielsituationen, Übergänge zwischen einzelnen Aktivitäten oder ungeplanten Pausen in der Unterrichtsgestaltung. Letzteres liegt an einem Vorbereitungsdefizit des Lehrers, denn dort auftretendes Problemverhalten wird in dem Augenblick eliminiert, sobald der Unterricht gut durchstrukturiert ist. Der Lehrer, der den Schüler zwingt, sich zu setzen und zu warten, bis er die nächste Lektion vorbereitet oder Material zusammengestellt hat, lädt seine Klasse quasi zum Fehlverhalten ein. Wie gerne warten Sie denn in einer Reihe? Wie gerne sitzen Sie untätig da und warten auf jemanden, der Ihnen sagt, wie es weitergeht. Der Lehrer sollte seine Unterrichtspläne so aufbauen, daß die Schüler buchstäblich jede Minute mit Arbeit beschäftigt sind, für die sie verstärkt werden können. Dies hört sich nicht nur unvereinbar mit Gruppenanweisung an, es ist auch tatsächlich der Fall. Denn wenn Sie operante Techniken ausschließlich dazu benutzen, während der Gruppenanweisung Ordnung herzustellen, verlieren Sie einen Großteil ihrer Wirkung. Individuelle Instruktionsprogramme fördern überaus großen Zuwachs schulischer Leistung und lassen abweichendes Verhalten zurückgehen. Natürlich schließt das nicht aus, daß ein im Vergleich zu seinen Klassenkameraden sehr intelligenter Schüler eine große Leistung erbringt und trotzdem noch Zeit findet, den Rest der Klasse zu stören. Dieser Schüler sollte noch mehr zum Arbeiten angehalten werden und anspruchsvollere Arbeiten verrichten, die höhere Anforderungen an ihn stellen. Abweichendes Sozialverhalten, das trotzdem bestehenbleibt, kann später noch korrigiert werden, wenn es nicht durch die operant verlangte hohe Leistung von selbst erlischt.

Stellen Sie einen Verhaltensaspekt heraus

An diesem Punkt des geplanten Programmes zur Verhaltensänderung sollte sich der Lehrer auf einen bestimmten schulischen Bereich konzentrieren, in dem der Schüler ein Defizit aufweist, und einen Weg suchen, wie er die schulischen Leistungen steigern kann. Aus Kap. 3 wissen wir, daß die Lernquote und der Grad der Kontrolle, die wir pro Zeiteinheit über das Verhalten haben, direkt von der Verhaltenshäufigkeit abhängen. Wir wollen die Lernquote bezüglich dieses gewählten schulischen Bereichs erhöhen, und zwar so hoch wie möglich.

Wählen Sie die Verstärker aus

Schulische Leistung wird durch Verstärkung erhöht. Der Lehrer sollte zu diesem Zeitpunkt potentielle positive Verstärker für das Arbeiten in der Schule auswählen. Diese kann man ausfindig machen, indem man den Schüler nach seiner Lieblingstätigkeit fragt und danach, womit er am liebsten seine durch das Fertigstellen von Schulaufgaben gewonnene Zeit verbringen möchte. Der Lehrer kann die Eltern befragen, womit sich ihr Kind am liebsten beschäftigt. Die zuverlässigste Art, positive Verstärker zu bestimmen, besteht darin, den Schüler zu beobachten, womit er den größten Teil seiner Freizeit verbringt. Es ist natürlich möglich, daß in einer bestimmten Situation, in der nur wenige Aktivitäten ausgeübt werden können, die Lieblingsbeschäftigungen des Schülers nicht beachtet werden können. Eine Kombination von Methoden wird wahrscheinlich die effektivsten Verstärker erschließen. Sehr effektive positive Verstärker sind oft sehr einfach, wie z. B. Zeit, mit einem Freund zu reden, zusätzliche Zeit, um nur dazusitzen oder umherzugehen, Zeit zum Spielen oder früher schulfrei zu haben. Die Effektivität eines potentiellen positiven Verstärkers wird in der Interventionsphase der Verhaltensänderung getestet; achten Sie z. B. darauf, daß »positive Verstärker das Verhalten steigern, auf das sie folgen«. Der Lehrer sollte sorgfältig in die Planung miteinbeziehen, wie der Schüler seine positiven Verstärker verdient, die zur Steigerung seiner Lernleistung eingesetzt werden.

Operante Beobachtung

Der Lehrer sollte planen, wie er abweichendes Verhalten systematisch nichtverstärkt. Die Verstärker, die unerwünschtes Verhalten des Schülers erhalten, müssen identifiziert und beseitigt werden. Es gibt zwei Hauptquellen für diese Verstärker:
1. der Lehrer mit seinen Reaktionen auf das abweichende Verhalten des Schülers
2. die Peer-Group mit ihrer Billigung des störenden Verhaltens.

Die Verstärker, die abweichendes Verhalten aufrechterhalten, werden am besten durch eine zeitlich abgegrenzte operante Beobachtung festgestellt (Abb. 6). Das geschieht am einfachsten dadurch, daß man einen anderen Lehrer oder den Rektor bittet, bei der Erstellung des Programms zur Verhaltensänderung behilflich zu sein. Der operante Beobachter verbringt den Zeitraum des Tages im Klassenzimmer, in dem das Problemverhalten des Schülers in hohem Maße auftritt. Es kann erforderlich sein, daß er zu verschiedenen Zeiten an verschiedenen Tagen kommen muß, aber auch für längere Perioden an einem Tag, wenn Sie sich über die maximale Auftretensrate des Fehlverhaltens nicht im klaren sind. In jeweils 5-Minuten-Blöcken zeichnet der Beobachter Verhaltensabfolgen auf. Eine Verhaltensabfolge besteht aus drei Elementen.

Als erstes Element einer Verhaltensabfolge gelten Umwelt- und Sozialbedingungen, in denen der Schüler ein bestimmtes Verhalten zeigt. Diese Bedingungen enthalten Schlüsselreize, die das Verhalten des Schülers auslösen. Aus Kap. 3 wissen wir, daß Schlüsselreize dem ausgelösten Verhalten zeitlich vorausgehen. In Abb. 6 werden diese in der Rubrik »Vorausgehende Ereignisse« erfaßt. Der operante Beobachter schreibt auf, was er sieht. Er hat das Verhalten nicht zu interpretieren, sondern nur zu beschreiben. Ein Beispiel für eine Interpretation ist Punkt 7: »Der Lehrer ist sichtlich erregt und wütend«. Interpretationen sind oft nicht korrekt und geben keinen Hinweis darauf, wie man ein bestimmtes Verhalten bei zukünftigen

Beobachter: Datum: Thema:		Beoachtungsnummer: Zeitraum (Beginn): (Ende):
Vorausgehende Ereignisse (Schlüsselreize)	Verhalten	Folgeereignisse (Verstärker)
1. Lesegruppe am vorderen Tisch mit Lehrer, die anderen arbeiten (einschließlich John) auf ihren Plätzen.	2. John steht auf hüpft im Gang.	3. Lehrer: »John, setz Dich«.
3.	4. John: »Brauch' ich nicht«.	5. Lehrer steht auf und geht auf John zu.
5.	6. John läuft lachend im Gang herum.	7. Lehrer folgt John sichtlich wütend und ärgerlich.
7.	8. John setzt sich, lächelt.	9. Lehrer: »Bleib sitzen« Geht zurück zum Lesen.
9.	10. John sieht umher.	11. Sam und Mary lächeln John zu.

Abb. 6. Block-Zeit-Plan zur operanten Beobachtung

Gelegenheiten erkennen oder ändern kann. Der Beobachter hätte z. B. schreiben können: »Der Lehrer folgt John mit rotem Kopf, die Zähne zusammengebissen und recht schnell.« Hieraus kann der Lehrer lernen, langsam und frei zu gehen sowie den Kiefer zu entspannen. Über die autonome Reaktion des Errötens hat er wahrscheinlich ohnehin keine Kontrollmöglichkeit.

Sie werden feststellen, daß die Ereignisse, die einer Verhaltensweise folgen, der nächsten vorausgehen. Bei einer Interaktion zwischen zwei Personen muß der Beobachter nicht jedes neue vorausgehende Ereignis notieren. Es handelt sich dann jeweils um das zuletzt gefolgte Ereignis.

Das zweite Element einer Verhaltensabfolge ist das Verhalten der Person, die Sie beobachten. Lösen die vorausgehenden Ereignisse ein Verhalten aus, wird das Verhalten nach Darbietung des Schlüsselreizes wahrscheinlich innerhalb der nächsten fünf Sekunden zu beobachten sein. Auch das Verhalten sollte deskriptiv und nicht interpretativ festgehalten werden.

Das dritte Element einer Verhaltensabfolge wurde unter der Rubrik »Folgeereignisse« aufgelistet. Ereignisse, die sofort auf ein Verhalten folgen, dienen als Verstärker für dieses Verhalten. Der Beobachter beschreibt die unmittelbaren Konsequenzen des Verhaltens des in Frage stehenden Schülers. Der operante Beobachter hat ziemlich viel zu tun, sobald die Ereignisse schnell aufeinanderfolgen. Er muß lernen, genau zu beobachten, schnell zu schreiben und Interpretationen zu vermeiden. Sie werden verstehen, warum die operante Beobachtung jeweils in 5-Minuten-Blöcken vorgenommen werden sollte.

Wie lange sollte beobachtet werden?

Die operante Beobachtung wird so lange fortgesetzt, bis der Beobachter fünf 5-Minuten-Sequenzen aufgenommen hat. Es gibt mehrere Untersuchungen, in denen Forscher zu bestimmen versuchten, welche Zeitdauer ein Beobachtungsintervall erfordert, um ein reliables und valides Verhaltensbild einer Person zu geben.
Die Ergebnisse dieser Untersuchungen zeigten, daß fünfzehn Minuten nicht ausreichen und dreißig Minuten länger als notwendig sind. Das gilt für ein reliables Bild in einer bestimmten Umgebung. Wenn Sie fünf 5-Minuten-Folgen montags morgens in Mathematik aufnehmen, werden diese Beobachtungen wahrscheinlich für die Art des Verhaltens repräsentativ sein, das jeden Morgen und auch nachmittags in Mathematik zu beobachten ist. Sie können auch bezüglich der Erörterung des Schülerverhaltens in den meisten Unterweisungsfächern gültig sein. Hüten Sie sich davor anzunehmen, daß dieselben Schlüsselreize, Verhaltensweisen oder Verstärker beim Werken, beim Turnen oder zu Hause wirken. Hier sind die Bedingungen ganz anders. Aus diesem Grund können Eltern durchaus recht haben, wenn sie behaupten: »Ich kann nicht einsehen, warum er in der Schule ein solcher Problemfall ist. Er benimmt sich zu Hause gut.« Wir müssen in Erfahrung bringen, welche Schlüsselreize zu Hause als diskriminative Reize wirken und welche Verhaltensweisen sie erschließen. Genauso müssen wir beobachten, welche Verstärker zu Hause angewandt werden, welchem Verhalten sie folgen, um festzustellen, wie das Feedback häusliche Verhalten verstärkt.

Auswertung der Beobachtungen

Wenn man einmal 25 Minuten lang eine operante Beobachtung durchgeführt hat, vielleicht an zwei oder drei verschiedenen Tagen, sollten klare Anhaltspunkte für Schlüsselreize und Verstärker, die Johns Verhalten aufrechterhalten, gefunden worden sein. Beobachter und Lehrer sollten die Daten anhand jedes einzelnen Beobachtungsabschnittes diskutieren. Es ist für viele Lehrer, die so etwas zuvor noch nicht gemacht haben und die blind im Schulstreß gefangen waren, erstaunlich, wieviel Information man aus der operanten Beobachtung gewinnen kann. Lassen Sie uns noch einmal auf Abbildung 6 zurückkommen und sehen, was die einzelnen Verhaltensabfolgen vorschlagen lassen.

Es scheint, daß John immer irgend etwas tut, was den Lehrer und die Klasse zwingt, ihm Aufmerksamkeit zu schenken. Stilles Arbeiten dient nicht als kontrollierender Reiz für ein ruhiges Verhalten, sondern geht lärmendem Verhalten oder dem Vom-Sitz-Aufstehen voraus bzw. löst diese Reaktionen aus. Der Lehrer sollte nun langsam über Mittel und Wege nachdenken, die stilles Arbeiten hervorrufen und verstärken. Die Zehn-Uhr-Pause kann als Belohnung für eine bestimmte Leistung dienen. Es scheint außerdem so zu sein, daß die Anstrengungen des Lehrers, John wieder seiner Arbeit zuzuführen, irgendwie sein Aufstehen vom Platz verstärken. Die Beobachtung gibt ebenfalls spezielle Anhaltspunkte für bestimmte Verhaltensänderungen des Lehrers. Schließlich scheint es auch erwiesen, daß Sam und Mary diejenigen aus der Peer-Group sind, die Johns Fehlverhalten verstärken. Wie können sie dazu bewegt werden, nur noch Johns angemessenes Verhalten zu beachten?

Beobachter-Effekte

Die Einführung eines Beobachters in der Klasse kann Auswirkungen auf das Verhalten des Ziel-Schülers haben, die von gering bis beträchtlich variieren. Haben Sie den Rektor oder die Eltern als Beobachter gewählt, können die Auswirkungen die Informationen, die Sie zu gewinnen hoffen, vollkommen verfälschen. Der Beobachter sollte der Gruppe relativ unbekannt sein. Er sollte sich so verhalten, daß keine Aufmerksamkeit auf seinen eigentlichen Zweck gelenkt wird. Wenn der Lehrer etwas über die Anwesenheit des Beobachters zu der Klasse sagt, sollte das möglichst neutral sein. Z. B. »Das ist Frau Gray. Sie interessiert sich dafür, wie eine dritte Klasse arbeitet. Beachtet sie nicht, sie will sich das Ganze nur mal ansehen.« Der Beobachter sollte alle Annäherungsversuche von seiten der Schüler übergehen. Er sagt nichts und reagiert auch nicht auf non-verbale Annäherungsversuche der Schüler. »Annäherungsversuche des Beobachtungsgegenstandes« werden genauso wie die Reaktionen des Beobachters notiert. Wird er ignoriert, wird diese Reaktion aufgeschrieben. Der Beobachter könnte während der Beobachtung eine Sonnenbrille tragen, damit man nicht feststellt, wen er gerade beobachtet. Er sollte den Bewegungen mit den Augen und nicht mit dem Kopf folgen, damit der Schüler sich nicht beobachtet fühlt. Beobachter, die sich in der oben beschriebenen Weise verhalten, beeinflussen die Beobachtungsdaten nicht zu sehr. Die Beziehungen zwischen Schlüsselreizen, Verhaltensweisen und Verstärkern sollten exakt erhalten bleiben. Die Intensität des Verhaltens oder seine Dauer können natürlich ein wenig reduziert werden. Nachfolgende Besuche können schon normales Verhalten der Klasse zeigen. Die Gruppe wird sich an die Anwesenheit des Beobachters gewöhnen.

Ist das Problemverhalten im wesentlichen in einem schulischen Defizit begründet, könnten Sie der Ansicht sein, daß eine Identifizierung und Ausschaltung der Verstärker für schulische Untätigkeit nicht notwendig ist. Wir stimmen darin überein, daß störendes soziales Fehlverhalten leichter einer Abschwächung bedarf. Viele nette, ruhige, weinerliche Kinder, die »halt nicht können«, erhalten oft zuviel Zuwendung von seiten der Eltern und Lehrer, nachdem Sie aufgegeben haben. Dieses Aufgeben wird genauso sicher verstärkt, wie auch das Anschreien der Schüler störendes Sozialverhalten häufig verstärkt und aufrechterhält. Während der Programmplanung zur Verhaltensänderung, ist es Ihnen unmöglich, mit letzter Sicherheit die Verstärker zu bestimmen, die Sie zur Verstärkung von Lern- oder angemessenem Sozialverhalten einsetzen können. Genausowenig können Sie erwarten, die Techniken zur Abschaffung der Verstärker für abweichendes Verhalten endgültig festzulegen. Das ist auch nicht nötig; tun Sie einfach das Beste, was Sie zu diesem Zeitpunkt tun können. Ihre Pläne werden mit Beginn einer Verhaltensänderungsphase verfeinert werden.

6 Wie erzielt man Verhaltensänderungen?

Festlegen, Zählen, Auflisten und Durchsehen, Kontrollieren – diese fünf grundlegenden Schritte werden an jedem Tag des operanten Programmes zur Verhaltensänderung durchgeführt. In Kapitel 3 haben wir bereits über die sorgfältige Datenerhebung gesprochen. Diese erhobenen Daten bestimmen maßgeblich das Programm zur Verhaltensänderung. Sie dienen auch als wichtige Verstärker für die Anstrengungen des Lehrers, des Schülers und der übrigen mit diesem Programm befaßten Leute. Sie weisen auf einen Fortschritt oder mögliche Probleme hin. Ohne Datenmaterial ist die Verhaltenskontrolle reine Herumraterei.

Festlegen der abweichenden Verhaltensweise

Ein Programm zur Verhaltensänderung beginnt mit der Identifikation oder dem Festlegen von Verhaltensweisen, die dem Lehrer zuwider sind und gezielt angegangen werden sollen. Hat ein Lehrer einen Modellplan zur Verhaltensänderung aufgestellt und einige operante Beobachtungen durchgeführt, wird er einige Hauptproblembereiche im Sozialverhalten identifiziert haben. Der Lehrer sollte ein Problem auswählen, das er in den Vordergrund stellt. Folgende vier Faktoren sollte man für die Auswahl in Betracht ziehen:

1. Den Stellenwert des Ärgernisses: Welches Verhalten ärgert Sie am meisten? Warum sollte man nicht versuchen, dieses Verhalten zuerst zu eliminieren?
2. Verfügbare Verstärker: Es spielt keine Rolle, wie ärgerlich ein Verhalten ist; wenn Sie nicht die Verstärker identifizieren und kontrollieren können, die dieses Verhalten aufrechterhalten, können Sie nicht auf eine Abschwächung dieses Verhaltens hoffen. Z. B., ein Schüler flucht auf dem Schulhof wenn keine Erwachsenen zugegen sind. Eine Dame, die in der Nähe des Schulhofes wohnt, berichtet der Schule, welche fürchterlichen Worte sie von John gehört hat. Der Lehrer spricht mit John über das Fluchen. Da er

ein aufmerksamer Junge ist, hört John auf, in der Nähe des Schulhofes zu fluchen. Den Lehrer stört es, daß John kein ordentliches Benehmen zeigt, aber er kann nicht sagen, wann, wie und wo John flucht. Die anderen Schüler, mit denen John spielt, werden ihn nicht verraten. Der Lehrer befindet sich in einem Dilemma: Kann operantes Konditionieren helfen? Antwort: So, wie das Problem dargestellt wurde, nicht. Man hat keine Möglichkeit, an die Verstärker für das Fluchen heranzukommen, und es ist ebenso unmöglich, das Fluchen tatsächlich bei jedem Auftreten zu hemmen.

3. Die Verhaltenshäufigkeit: Bestimmen Sie bei der Festlegung eines abweichenden Verhaltens eines, das ziemlich häufig auftritt. Verhaltensweisen, die oft auftreten, bedürfen am ehesten einer Änderung; denn sie spiegeln am besten die Wirksamkeit der Anstrengungen zur Verhaltensänderung wieder und sind normalerweise leichter abzubauen. Wenn ein abweichendes Verhalten weniger als sechzehnmal in der Minute auftaucht – vorausgesetzt es handelt sich nicht gerade um ein extrem destruktives Verhalten –, sollte eine andere öfter auftretende Verhaltensweise ausgewählt werden. Sind alle anderen Bedingungen konstant, stellt man das abweichende Verhalten heraus, das am häufigsten auftritt.

4. Veränderbares Verhalten: Wählen Sie das Verhalten aus, von dem Sie glauben, es am leichtesten verändern zu können. Stellen Sie sich vor, Sie wären mit zwei Verhaltensweisen konfrontiert, über die Sie sich gleich viel ärgern. Die eine taucht 0.86mal in der Minute auf, die andere 0.54 mal. Sie haben einen hübschen Plan zur Behandlung der letzteren, aber Sie sind sich über die Behandlung der ersten nicht so sicher. Nehmen Sie in diesem Fall die letztere. Beide tauchen oft genug auf, daß sie auf ein Interventionsprogramm ansprechen müßten. Sie müssen bei der Verhaltensänderung Erfolg haben, damit Ihre Anstrengungen verstärkt werden. Das erste Problem kann später angegangen werden, wenn es sich nicht schon bei Behandlung des zweiten klärt.

Verhaltensketten

Verhalten funktioniert, wenn der Schüler, der dieses Verhalten zeigt, dafür verstärkt wird. Abweichendes Verhalten funktioniert meistens sehr gut, da es andere zwingt, diesem Fehlverhalten Aufmerksamkeit zu schenken. Und Aufmerksamkeit ist normalerweise ein Verstärker. Zeigt ein Schüler abweichendes Verhalten und erhält keine Verstärkung, wird er sich einer anderen Verhaltensweise zuwenden, die in der Vergangenheit verstärkt wurde. Solange die Verstärkung nicht erfolgt, wird der Schüler immer intensiveres Verhalten zeigen. Besonders Ärger erregendes oder destruktives Verhalten wird dann gezeigt, wenn der Schüler nicht gleich den Grad der Verstärkung erhält, an den er gewöhnt ist. Diesen Anstieg an Abweichungen oder den Erfolg destruktiver Verhaltensweisen kann man sich als Kettenphänomen vorstellen (vgl. Abb. 7). Eine kurze Kette, die bestimmt in jeder Klasse schon einmal vorgekommen ist, ist folgende: Tom ist zuerst mit seiner Arbeit fertig, hat aber nichts anderes mehr zu tun. Seine erste Verhaltensweise wird das Herumschauen im Klassenzimmer sein. Wenn er nicht die Aufmerksamkeit des Lehrers auf sich zieht, wird er dieses Verhalten fortsetzen, bis ein anderer – der auch nichts mehr zu tun hat – zu ihm schaut. Wenn dieser zweite Schüler lächelt, wird sich das Verhalten auf der Blick-Austausch-Ebene stabilisieren. Wenn jedoch das Umherschauen im Zimmer keine Aufmerksamkeit erweckt, wird der Bleistift auf den Tisch geklopft oder geflüstert. An diesem Punkt werden Lehrer die Schüler gewöhnlich wieder zur Arbeit anhalten. Ist das nicht der Fall und bringt auch das Flüstern nicht genug Verstärkung, kommt es zur Unterhaltung oder zum Aufstehen vom Platz. Die Intensität dieses Verhaltens wird so lange gesteigert, bis es zur Verstärkung oder zum Einschreiten des Lehrers kommt. Je früher die Verstärkung in einer Kette erfolgt, desto weniger intensiv wird das Verhalten letztendlich werden. Die Verstärkung stoppt das Fortschreiten in der Kette. Dies ist ein Beispiel von allgemeiner Art der Erpressung, die Kinder bei Erwachsenen anwenden.

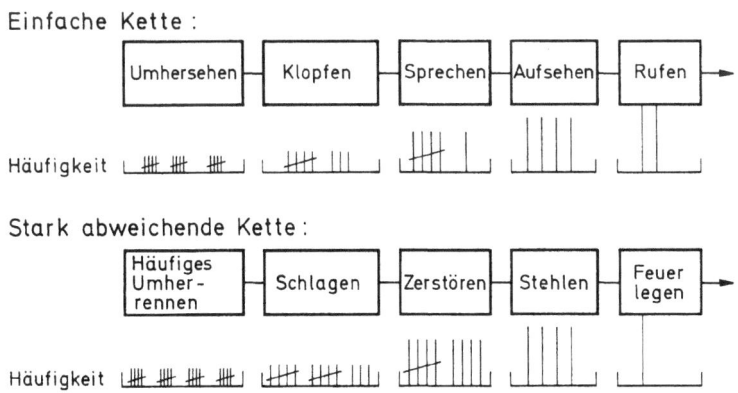

Abb. 7. Verhaltensketten

Z. B., »Ich möchte ein Plätzchen.« »Nein.« Das Schreien beginnt, wird stärker, und das Kind wirft sich auf den Boden. »Na gut, du kannst eins haben.« Ende des Wutanfalls.

In Abb. 7 ist ein stärker abweichendes Kettenverhalten dargestellt. Ohne auf die stärkste Intensität des Kettenphänomens einzugehen, gibt es gewisse Phänomene, die allen Ketten gemein sind, und diese lassen auf Strategien zur Verhaltensänderung schließen. Frühe Elemente der Kette sind harmlos und treten häufiger auf. Wie bereits erwähnt, sind diese am besten herauszustellen. Sind sie einmal unter Kontrolle gebracht, braucht man Probleme, die später in der Kette auftauchen, nicht anzugehen. Alle Verhaltensweisen von niedrigerer Frequenz und größerer Stärke erlöschen dann, wenn die frühe, häufig auftretende Abweichung eliminiert wurde. Diese wirklich vorteilhafte Tatsache schützt uns davor, mit selten auftretenden gefährdenden Verhaltensweisen wie z. B. Brandstiftung konfrontiert zu werden. Denken Sie bei der Verhaltensbeobachtung an das Kettenphänomen. Wählen Sie die am häufigsten auftretenden Verhaltensweisen aus. Sind diese Verhaltensweisen erst einmal unter Kontrolle gebracht, wird sich stärker abweichendes Verhalten nicht unserer Kontrolle entziehen.

Festlegen von angemessenem Verhalten

Das grundlegende Vorgehen beim Eliminieren von abweichendem Sozialverhalten besteht in der Verstärkung von angemessenem Verhalten, das mit dem vorher festgelegten abweichenden Verhalten unvereinbar ist. Gestörtes Sozialverhalten geht mit geringer schulischer Leistung einher. Der Lehrer sollte sich fragen: »Welches schulische Verhalten ist – bei vermehrtem Auftreten – unvereinbar mit dem Auftreten des unerwünschten Verhaltens? Welches Schulfach sollte ich in Anbetracht der gegenwärtigen Schulleistung, der Noten und der identifizierten potentiellen Verstärker zuerst auswählen um es zu verbessern? Es darf nur ein einziges Fach festgelegt werden. Der Versuch, mehrere schwache Schulfächer zu verbessern, erfordert bedeutend mehr Zeit und eine komplexere Datenerhebung, als Sie zu Beginn gut handhaben können. Sobald Sie mehr Erfahrung im operanten Konditionieren gesammelt haben, ist Ihnen eine Erweiterung freigestellt.

Der Lehrer sollte von zwei Gesichtspunkten ausgehen:
1. einem schwachen Schulfach,
2. gestörtem Sozialverhalten.

Es ist möglich, nur ersteres herauszustellen, zu zählen, aufzuzeichnen und durchzuprüfen und dabei das Verhalten signifikant zu verändern. Wenn Sie außerdem noch ein besonders Ärger erregendes, gestörtes Sozialverhalten auswählen und systematisch Daten sammeln, die auf ständige Abschwächung hinweisen, ist Ihre Verstärkung größer. Es ist sinnvoll, der Verbesserung schulischer Leistungen und der Abnahme abweichenden Verhaltens nachzugehen. In dem Falle, in dem unsoziales Verhalten nur auf dem Schulhof oder in einer Pause auftaucht, sollten Sie normalerweise dieses Verhalten sowie einige adaptive soziale Verhaltensweisen herausstellen, die mit dem abweichenden Verhalten unvereinbar sind. Sie sollten sich dann mit einer Steigerung des adaptiven Sozialverhaltens befassen und für eine Abnahme des abweichenden Verhaltens sorgen.

Auswahlkriterien

Jedes ausgewählte Verhalten sollte die folgenden Kriterien erfüllen: Das Verhalten muß meßbar und somit beobachtbar sein. Geheime Gedanken können weder beobachtet noch gemessen werden. Die Beobachtung einer »gewissen Übelkeit verursachenden Haltung« kann nicht gemessen werden. Diese Art des Problems muß zuvor in Komponenten von beobachtbaren und meßbaren Handlungen operationalisiert werden. Können Sie zuverlässig Verhaltensänderungen identifizieren, die einen Anfang, eine gegenwärtige Phase und ein Ende dieser »Haltung« anzeigen? Wenn diese »Haltung« sich nicht durch heruntergezogene Lippen äußert, also beobachtet und gemessen werden kann, so handelt es sich nicht um ein Verhalten, das man mit operanten Techniken behandeln kann. Ähnlich müssen »geringe Leseleistungen« in »X Wörter pro Minute im Lesebuch der vierten Klasse« operationalisiert werden. Sonst können Sie mit dem Zählen, Auflisten und Prüfung der Verhaltensänderung nicht fortfahren.

Der »Tote-Mann-Test«

Die ausgewählten Verhaltensweisen müssen das, was LINDSEY den »Toten-Mann-Test« nannte[1], durchmachen. Wenn ein Toter das tun könnte, was Sie beobachten, hätten Sie kein Verhalten, das Sie her-

---

[1] LINDSEY, O. R.: Taining parents and teachers to precisely manage children's behavior.

ausstellen könnten. Tote können in einen Stuhl sinken, sie können umfallen, können verrückt blicken und können mit dem Gesicht einer Fensterreihe zugewandt sitzen. Tote können nicht von einer zusammengesunkenen in eine aufrechte und wieder in eine zusammengesunkene Position gelangen. Sie können ihren Kopf nicht vom Buch zum Fenster und wieder zum Buch wenden. Um den »Toten-Mann-Test« zu bestehen, müssen Sie wiederholt Bewegungszyklen beobachten.

Bewegungszyklen

Herausgestellte Verhaltensweisen beinhalten Bewegungszyklen. Ein Bewegungszyklus ist abgeschlossen, wenn er von neuem beginnen kann. Ein Lesezyklus kann z. B. auf verschiedene Weise herausgestellt werden. Nach Beendigung eines Wortes kann das nächste ausgesprochen werden. Ein neuer Satz kann begonnen werden, wenn der vorherige vollständig war. Der letzte Zyklus würde dann zehn bis fünfzehn der ersten Zyklen einschließen. Wenn ein Zyklus herausgestellt wird, müssen Anfang und Ende genau festgelegt werden. Nehmen wir z. B. die Leseleistungen, muß man zwischen Wort- und Satzzyklen unterscheiden, da sich aus diesen beiden Definitionen vollkommen verschiedene Bewertungen ergeben. Die Satz-Quote entspricht einem Zehntel oder einem Fünfzehntel der Wortquote. Nehmen wir an, Sie haben sich »aggressives Verhalten« herausgesucht. Was wollen Sie darunter verstehen? Streiten, Schlagen, Schubsen, Wetteifern in der Klasse, all das kann »aggressiv« genannt werden. Vielleicht meinen Sie physische Aggressionen, z. B. Schlagen, Treten, Beißen. Wenn Sie dieses Verhalten beobachten müssen, würden Sie dann jeden Schlag- oder jeden Beiß-Zyklus als das anzugebende Verhalten herausstellen, oder würden Sie eher sagen, daß ein Zyklus von physischer Aggression geschlossen ist, wenn der bestimmte Schüler sich einem anderen nähert, ihn angreift und dann fortläuft? Sie werden die Anzahl dieser Zyklen zählen und auflisten müssen. Es ist wichtig, das Verhalten sorgfältig auszuwählen, so daß Sie eine klar definierte, homogene Reaktionskategorie erhalten. Tun Sie das nicht, wird jedes Zählen oder jede so gewonnene Häufigkeit nicht mehr Bedeutung haben als ein rein arithmetisches Zählen, das nicht zwischen einer Einzelantwort auf ein Problem und Antworten auf eine Problemreihe differenziert. Sind vier Antwortreihen an dieser Stelle weniger als elf Antworten auf Probleme an anderer Stelle? Was passiert, wenn Sie die beiden verwechseln? Sind fünfzehn Antworten auf Einzelprobleme und Problemreihen mehr als dreizehn Reihenantworten? Sie sehen, solche Daten sind bedeutungslos. Ob arithmetische Verhaltenshäufigkeiten konstant oder veränderlich sind, kann nicht vorausgesagt werden. Beginn, Dauer und Ende des ausgewählten Bewegungszyklus sind genau definiert. Er tritt immer wieder neu auf und wird unverändert erkannt.

Ein herausgestelltes Verhalten ist:
1. beobachtbar,
2. zählbar bzw. meßbar,
3. besteht den »Toten-Mann-Test«,
4. tritt in wiederholten Bewegungszyklen auf und
5. kann einer präzise definierten Reaktionskategorie zugeordnet werden.

Messen

Nachdem ein Verhalten sorgfältig herausgestellt worden ist, ist es leicht zu messen. Wenn der Bewegungszyklus einmal genau festgelegt ist, zählt man jeden kompletten Zyklus als ein Ereignis. Schulische Bewegungszyklen, die eine Schreibreaktion erfordern, sind einfach zu zählen. Die genaue Definition eines Zyklus ermöglicht die Ableitung aus dem Arbeitspensum. Schulische Reaktionen, die keine schriftlichen Arbeiten sind, müssen mit Hilfe einer Strichliste festgehalten werden. Wir sind daran interessiert, mehr zu leisten, als nur aufzulisten und Ergebnisse zu vergleichen. Wir wollen Verhaltensquoten vergleichen. QUOTE = ANZAHL/ZEIT. Wir müssen das Verhalten pro Zeiteinheit messen. Zählt der Lehrer selbst, erleichtern ein Taschenrechner und eine Zeituhr die Aufgabe wesentlich. Die Zeituhr wird auf das Intervall eingestellt, während dem das Verhalten gezählt wird. Jeder Verhaltenszyklus wird durch das Betätigen des Zahlwerks registriert. Wenn das Klingelzeichen der Zeituhr ertönt, ist das Zählen beendet. Die Aufgabe wird komplizierter, wenn wir mehr als eine Verhaltensweise herausstellen und diese messen. Entweder muß der Lehrer mehrere Zählgeräte haben oder jemanden mit dem Zählen beauftragen. Das könnte ein anderer Schüler sein, der selbst schnell arbeitet. Sie können auch auf einen Freiwilligen zurückgreifen (vgl. Kap. 11), z. B. einen Elternteil oder einen Bundesgenossen im vorgesehenen Programm zur Verhaltensänderung, Ihren Rektor oder einen Studenten. Der Schüler kann auch sein eigenes Schulverhalten messen und auflisten, wenn Sie es ihm zeigen und ein anderer Schüler oder auch mehrere können das herausgestellte abweichende Sozialverhalten registrieren. Es hat sich als brauchbare Strategie erwiesen, den Problemschüler sein eigenes abweichendes Verhalten messen zu lassen, weil das sein Bewußtsein für die Zeit, in der er sich so benimmt, steigert. Damit wird die freiwillige Kontrolle des eigenen Verhaltens erleichtert. Haben Sie schon einmal versucht, irgendeinen Bereich Ihres Verbalverhaltens oder irgendwelche Gewohnheiten bei sich selbst zu ändern? Worte und Handlungen entschlüpfen sehr leicht. Es gibt viele Wege, Zahlen über Bewegungszyklen zu erhalten, auch solche, die Ihre eigene Arbeitsbelastung nicht wesentlich erhöhen. Versuchen Sie es einmal!

Wie lange soll gemessen werden?

Man kann stabile und aussagefähige Verhaltensquoten nur dann erhalten, wenn die Meßperiode lang genug ist. Verhalten von Schülern wird nie konstant gezeigt; das gilt insbesondere für abweichendes Verhalten. Es ist durch Ausbrüche und Ruhepausen gekennzeichnet. Bei einer Verhaltensbeobachtung über einen ganzen Tag werden Sie feststellen, daß die Verhaltenshäufigkeit mehrmals ansteigt. Das wird in der operanten Beobachtung besonders deutlich (vgl. Kap. 5). Wenn Sie das Verhalten in der Zeit messen, in der es sich am häufigsten zeigt, können Sie mit geringem Einsatz zu einer größeren Fülle von Daten gelangen. Damit Sie vergleichbare Daten pro Tag erhalten, sollten Sie Ihre Beobachtungen jeden Tag zur gleichen Tageszeit ansetzen; das gleiche gilt für die Dauer der Beobachtung. Das Ganze sollte sich über fünf Tage erstrecken. Das tägliche Meßintervall sollte wenigstens bei ca. dreißig Minuten liegen und so lang sein, daß ein Minimum von zehn Verhaltenszyklen erreicht wird. Sollten Sie mehr als eine Stunde benötigen, um die zehn Verhaltenszyklen abweichenden Verhaltens zu zählen, sollten Sie eine andere häufiger auftretende Verhaltensweise als Indikator für den Fortschritt in der Verhaltensänderung auswählen. Verhaltensweisen von hoher Frequenz sind am leichtesten zu verändern. Eine Verhaltensweise, die etwa zehnmal pro Stunde auftritt, ist geeignet, mit operanten Methoden behandelt zu werden. Verhaltensweisen, die weniger als 16mal pro Minute erscheinen, sollten ignoriert werden, solange sie sich nicht äußerst störend auswirken. Um Verhalten von geringer Häufigkeit erfolgreich zu verändern, müssen Sie bedeutend mehr Zeit aufwenden, um prozentual die gleiche Reduktion zu erreichen. Ignorieren Sie seltenere Verhaltensweisen, bedeutet das gleichzeitig, daß Sie diese nicht durch Ihre Aufmerksamkeit aufrechterhalten. Das heißt aber nicht, daß die Peer-Group dieses Verhalten auch nicht verstärkt.

Das Auflisten

Eine brauchbare Art, die Daten eines Tages aufzulisten und zusammenzufassen, ist eine einfache graphische Darstellung (vgl. Abb. 8). Die täglichen Quoten des herausgestellten Verhaltens werden errechnet und eingezeichnet. Die Tagesquote erhält man, indem man die Anzahl der Zyklen durch die Anzahl ihrer Minuten teilt. QUOTE = ANZAHL/ZEIT. Die tägliche Quote – Bewegungszyklen pro Minute – wird auf der vertikalen Achse der Graphik abgetragen. Eine solche Graphik macht Veränderungen in der Tagesrate sofort transparent. Diese einfachen Graphiken können durch Zweitkläßler weitergeführt werden.

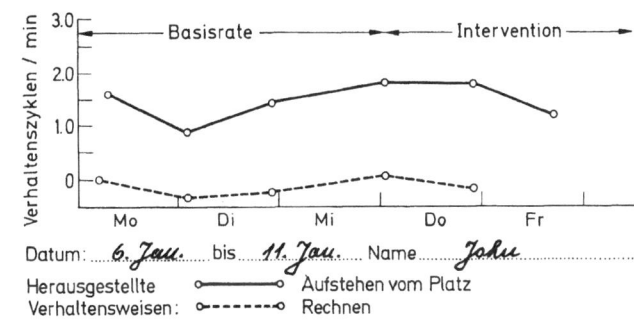

Abb. 8. Graphische Darstellung von Bewegungszyklen und der Verhaltensbasisrate

Daten wirken verstärkend

Die Graphiken der Verhaltensänderungen bei Schülern sollten an die Wand gehängt werden, damit sie jeder sehen und die Verhaltensbesserung verstärkend wirken kann. Auf solche Weise dargebotene Verhaltensänderungsdaten wirken auf den Zielschüler ebenso verstärkend wie auf den Lehrer, der das Programm zur Verhaltensänderung durchführt. Die Verstärkungskontingenzen sind dann ideal. Die Rückmeldung über den Fortschritt erscheint sofort (am gleichen Tag) und regelmäßig (jeden Tag). Wenn man den Schülern die Zeit einräumt, ihre Graphiken auf den aktuellen Stand zu bringen, können sie – was äußerst verstärkend wirkt – die gegenseitigen Fortschritte anerkennen und kommentieren. Jetzt ist es an der Zeit, soziale Verstärkung in Form eines Lobes zu geben. Die Betonung liegt auf einer Verbesserung der Rate des Vortages oder auf einer Reduzierung des abweichenden Sozialverhaltens unterhalb der Vortagsrate. Im Brennpunkt steht allerdings nicht die absolute Rate, die vom Lehrer auch nicht betont werden sollte. Z. B., bevor sich die Tagesquote stabilisierte, erreichte Ted 25% der wöchentlichen Aufgaben im Buchstabiertest bei einer beobachteten Häufigkeit von 0.3 Aufstehen vom Platz pro Minute während des Buchstabierens. Im Vergleich dazu erreichte Lila 80% ihres Pensums und wurde während der gleichen Zeit weniger als 0.1mal außerhalb ihres Platzes beobachtet. Die Schüler hatten zwar täglich ihre Buchstabiertests; es wurden keine Noten verteilt. Der Lehrer entschied sich für Tagesgraphiken, die die Schüler auf der Rückseite des Schwarzen Bretts aufzeichnen sollten. Während der letzten zehn Minuten des Buchstabierens wurde den Schülern jeweils erlaubt, ihre %-Testwerte des Tages in der Graphik einzutragen. Während der ersten Woche stiegen Teds Testwerte von 25% auf 55%, während seine Werte des Aufstehens vom Platz auf 0.15 pro Minute sanken. Lilas Buchstabierleistung erreichte 90%. Aufstehensrate vom Platz blieb unterhalb 0.1mal pro Minute. Der Lehrer lobte und verstärkte sowohl Ted als auch Lila für die Verbesserungen gegenüber dem Vortag. Zwischen Teds 55% und Lilas 90% wurden keine Vergleiche angestellt. Beide erhielten ihre »1« für diese Woche. Noten dienten als Verstärker und waren auf zwei Wegen zu erreichen: zum einen über einen zu erreichenden fixierten Prozentsatz und zum anderen über ein bestimmtes Maß an Verbesserungen. Demzufolge gab es für 60–79% wie auch für eine Verbesserung von 5 Punkten der Vorwoche auf 9 Punkte eine Drei. Eine Zwei wurde für 80–89% bzw. Verbesserung von 10 auf 14 Punkte vergeben. 90% und mehr bzw. die Verbesserung von 15 oder mehr Punkten wurde mit einer Eins bewertet.

Die Erfahrung vieler Lehrer hat gezeigt, daß das selbständige Führen einer Tagesgraphik weitgehend ausreicht, um zufriedenstellende Verhaltensänderungen bei den Schülern zu erzielen. Die Effektivität einer solchen Tagesgraphik läßt sich steigern, wenn der Lehrer soziale Verstärkungen für Verbesserungen gegenüber früheren Verhaltensweisen austeilt. Vergleiche mit anderen Schülern sollten vermieden werden, besonders wenn einige Schüler nur geringe schulische Leistungen zeigen. Wettbewerb ist dieser Methode abträglich.

Tägliche Leistungsdaten

Eine effektive Verstärkung erfolgt unmittelbar und beständig. Der Schüler sollte jeden Tag verstärkt werden, um ihn für die Anstrengungen seiner schulischen Leistungsverbesserung zu belohnen. Wie im vorangegangenen Abschnitt dargestellt, ist das bei allen schriftlichen Schularbeiten recht leicht, wenn diese täglich korrigiert werden. Das legt aber nahe, daß die Schüler ihre Aufgaben nach der Fertigstellung selbst korrigieren sollten. Obwohl diese Methode einmal allgemein verbreitet war, ist sie bei vielen Lehrern in Mißgunst gefallen. Einige Kritiker sagen, daß die Lehrer für das Korrigieren schließlich bezahlt würden, aber diese Kritiker übersehen die Tatsache, daß ein Lehrer seine Zeit in der Klasse mit sinnvolleren Dingen ausfüllen kann. Wenn der Lehrer die Aufgaben korrigiert, erhalten die Schüler die Korrekturen unter Umständen erst nach Tagen oder Wochen wieder zurück. Die Praxis zeigt, daß nicht nur die unmittelbare Verstärkung fehlt, sondern auch Falsches im Gedächtnis haften bleibt und das weitere Lernen stört. Die Folge ist, daß der Schüler bei Rückgabe der Arbeit jegliches Interesse an der alten korrigierten Arbeit verloren hat. Selbständiges Korrigieren von seiten des Schülers hat einen großen Anteil daran.

Eigenkorrekturen oder Korrekturen durch die Peer-Group

Bei vorausgeplanten schriftlichen Schulaufgaben funktionieren zwei Techniken ganz gut. Der Schüler kann seine eigene Arbeit korrigieren oder sie mit einem Klassenkameraden austauschen. Die letztere Vorgehensweise ist weiter verbreitet, da sie ein Mogeln ausschließt. Viele Lehrer benutzen die Gruppenkorrektur-Maßnahmen, die eher mit den Methoden zur Gruppeninstruktion in Einklang stehen. Obwohl operante Techniken mehr zu Einzelarbeit tendieren, sind Lehrer der Meinung, daß vorbereitete Antwortlisten den Schülern das Korrigieren erleichtern. Der Schüler kann seine Arbeit selbst korrigieren oder vom Korrekturleiter der Peer-Group unterstützt werden. Da sich die tägliche Rollenverteilung des Korrekturleiters positiv auf jegliches erwünschte Verhalten auswirkt, ist sie für den Lehrer sehr nützlich. Manche Lehrer machen diese Funktion von der frühzeitigen, korrekten Vollendung der Arbeit abhängig. Das verschafft den besseren Schülern Zeit zur Korrektur, zur Verstärkung und zum Helfen bei den schwächeren Schülern. Andere Lehrer stützen sich bei der Auswahl der Korrekturleiter auf die Verbesserungen irgendeines Verhaltens am Vortag. Dadurch kommen mehr Schüler für diese Aufgabe in Frage.

Stichprobenweise Bewertung der Arbeit

Schüler, die nicht einer ständigen Kontrolle unterliegen, werden nach der Methode der Zufallsstichprobe bewertet. Die Daten werden gewonnen, indem man nach dem Zufallsprinzip eine geringe Zahl von Anmerkungen, zu buchstabierenden Worten oder Zeilen, die gelesen, oder auch Konzepten, die erklärt werden sollen, auswählt. Die Daten werden gewonnen, indem man die Zeit mißt, in der der Schüler die entsprechenden Antworten gibt. Sowohl die Fehlerquote als auch die Rate der richtigen Antworten beim Textlesen oder Strophensingen kann festgehalten werden. Zufallsauswahlen können vorzeitig getroffen werden, so daß die Korrekturleiter einen Anhaltspunkt haben, wie die Leistung des Schülers zu prüfen ist.
Wichtig ist die Überprüfung der Tagesdaten durch den Lehrer. Dies kann bei der graphischen Darstellung des Schülers geschehen. Das macht die Aufmerksamkeit des Lehrers zu einem sehr wirkungsvollen Verstärker und zeigt dem Lehrer gleichzeitig, ob ein Lernprozeß stattgefunden hat oder nicht. In diesem Fall kann das für den Schüler vorgesehene Programm zwecks effektiveren Lernens revidiert werden.

Auflisten der Daten

Wenn mehrere Verhaltensweisen aufgezeigt werden, wie z. B. beim Rechnen: richtige Lösungen und falsche Lösungen, sowie die Rate des Aufstehens vom Platz, können alle drei Daten in einer Graphik dargestellt werden. Es ist sinnvoll, sowohl die Verbesserung in schulischem Verhalten als auch in abweichendem Sozialverhalten einzuzeichnen, weil dadurch die Fortschritte besser hervorgehoben werden. Zur graphischen Darstellung – linear oder logarithmisch – kann jegliche Art von Papier benutzt werden.

Basisrate

Die Basisrate (Abb. 8) entspricht der durchschnittlichen Häufigkeit, mit der Bewegungszyklen vor der Verhaltenshäufigkeit auftreten.

Die Basisrate ist die Stufe, von der aus Sie beginnen, schulische Leistungen zu verbessern oder sozial abweichendes Verhalten einzudämmen. Bevor überhaupt Techniken zur Verhaltensänderung angewandt werden, sollte man zuerst die Basisrate[1] ermitteln. In der Zeit der Ermittlung der Basisraten gehen Sie in der Klasse ganz gewöhnlich vor – mit Ausnahme des Zählens der Verhaltenszyklen des Verhaltens, auf das Sie abzielen. Die Basisrate sollte zumindest über fünf Tage ermittelt werden. Das bringt Ihnen folgende Ergebnisse:

1. Sie wissen, von welchem Punkt aus Sie beginnen können, das Verhalten zu verbessern.
2. Sie können bestimmen, ob Sie erfolgreich das angestrebte Verhalten in beobachtbaren Verhaltenszyklen herausgestellt haben.
3. Sie verbessern Ihre Beobachtungstechniken.
4. Sie können die Verstärker des abweichenden Verhaltens identifizieren und überlegen, wie Sie diese ausschalten können.
5. Sie verfeinern Ihre Pläne über die regelmäßige Verstärkung von geringer Schulleistung oder angemessenem Sozialverhalten.

Die Basisrate schulischer Leistung

Der Hauptanteil schulischer Arbeit schlägt sich in Form von schriftlichen Antworten oder gelösten Aufgaben nieder. Es ist möglich, im nachhinein eine Basisrate der schulischen Leistung zu ermitteln, indem man die Anzahl vollendeter Aufgaben zählt und auflistet. In Fächern wie z. B. Lesen ist es notwendig, die tägliche Basisquote anhand der gelesenen Wörter oder Zeilen in einem Zeitintervall zu ermitteln, da lautes Lesen nicht durchgängig aufzunehmen ist. Offensichtlich erfüllt eine nachträglich ermittelte Basisrate nur die Punkte 1–3 obiger Liste. Eine operante Beobachtung kann erforderlich sein, um die Verstärker des abweichenden Verhaltens zu identifizieren, und Techniken zur Abstellung dieser Verstärker zu entwickeln. Die Tagesrate zeigt Ihnen, ob Ihre Anstrengungen erfolgreich Verhalten ändern konnten.

Veränderungen der Basisrate

Es kommt häufiger vor, daß sich die Verhaltensrate während der Ermittlung der Basisquote ändert. Bis zu 15% tritt das abweichende

---

[1] Basisrate = zufällige Verhaltenshäufigkeit.

Verhalten im Zeitraum der Beobachtung nicht auf. Dafür sind zwei grundlegende Faktoren verantwortlich. Wenn ein Lehrer Verhalten mißt, wird er sich der Bedingungen bewußter, unter denen es erscheint. Er kann sich darüber bewußt werden, wie er normalerweise auf ein gezeigtes Verhalten reagiert, und wie er damit abweichendes Verhalten aufrechterhält. Daraufhin ändert er sein Verhalten und bewirkt eine entsprechende Verhaltensmodifikation beim Schüler. Sicherlich sollte sich der Lehrer Gedanken darüber machen, wie dieses Verhalten aufrechterhalten wird und wie es verändert werden könnte. Der zweite Grund für ein Absinken der abweichenden Verhaltensrate ist im Zählen zu sehen, besonders das Klicken eines Zählwerkes wirkt auf das Verhalten hemmend. Der Schüler wird sich der Tatsache bewußt, daß sein Verhalten gemessen wird, und das kann das Verschwinden der Verhaltensweise beschleunigen.

Häufig wird jedoch ein Anstieg des Fehlverhaltens während der Ermittlung der Basisquote festgestellt. Das heißt aber nicht, daß die notwendige Interventionsphase nicht erfolgreich sein wird. Es bedeutet lediglich, daß das abweichende Verhalten bis zur Feststellung der Basisrate nicht beseitigt sein wird.

Beginnen Sie mit der Arbeit

Sobald Sie die Basisrate einmal ermittelt haben, können Sie mit der Verhaltensänderung beginnen. Sie werden das Auftreten des angestrebten schulischen oder sozialen Verhaltens steigern und das sozial abweichende Verhalten abschwächen. Zögern Sie nicht, Ihnen adäquat erscheinende Techniken anzuwenden. Die Verhaltensquoten eines Tages werden Ihnen schon sagen, ob Ihre Methoden effektiv sind. Weisen die aufgezeichneten Tagesdaten keinen Erfolg nach, heißt das, daß Ihre Methode nicht funktioniert. Die Methode hat versagt, nicht der Schüler. Wenn Sie erkennen können, warum der Schüler keine Besserungen zeigt, Sie aber eine neue Methode im Auge haben, sollten Sie diese ausprobieren. Wenn Sie den Fehler nicht finden, sollten Sie einen Mitarbeiter in diesem Programm oder einen Experten fragen.

Kontakt zu den Eltern

Regelmäßige Zusammenkünfte zwischen Elternhaus und Schule sind von grundlegender Wichtigkeit für eine Kooperation und garantieren ein erfolgreiches Heranführen des Kindes an die Ziele der Verhaltensänderung. Eltern und Lehrer sollten zur Abklärung der Ziele und Probleme ständig in Kontakt stehen. Beide sind daran interessiert, dem Kind zu helfen, und sie müssen sich unter Umständen gegenseitig daran erinnern, daß dies ihr Hauptanliegen ist. Es ist empfehlenswert, daß der Lehrer die Eltern zumindest einmal wöchentlich benachrichtigt, und zwar ausgehend von der ersten Beratung zwischen Elternhaus und Schule vor Beginn der Ermittlung der Basisquote, bis hin zum Ende des Verstärkungsprogrammes.

Die folgenden Seiten dieses Buches enthalten eine Anzahl von Empfehlungen bezüglich der Strategie und einiger Details der Intervention. Denken Sie daran, daß gutes Funktionieren über die Tagesdaten ersichtlich ist; lassen Sie dies zu Ihrem endgültigen Leitfaden werden, und nicht Ihre Gefühle oder daraus abgeleitete Empfehlungen.

7 Verstärkung von erwünschtem Verhalten

Die Theorie des Sozialen Lernens sagt uns, daß
1. eine bestimmte Zeitlang positiv verstärktes Verhalten gefestigt wird,
2. in einem geringen Ausmaß verstärktes Verhalten auf konstantem Niveau erhalten bleibt,
3. in geringem Umfang verstärktes Verhalten abgeschwächt werden kann,
4. nicht verstärktes Verhalten abgebaut wird.

Diese Prinzipien lassen eine allgemeine Strategie zur Verhaltensänderung zugrunde legen. In diesem Kapitel werden wir auf bestimmte Vorgehensweisen zur Identifizierung und Anwendung von positiven Verstärkern eingehen sowie Methoden für die Bestimmung der Intensität der Verhaltensverstärkung prüfen, die uns zum gewünschten Ziel der Verhaltensänderung führen.

Verstärker-Kontingenzen

Die Aufmerksamkeit des Lehrers ist für die meisten Schüler ein starker Verstärker. In den meisten Unterrichtssituationen ist die Aufmerksamkeit, die der Lehrer seinen Schülern schenkt – einschließlich den störenden Schülern – ausreichend, wenn nicht sogar manchmal zu umfangreich. Das Problem besteht darin, daß die Aufmerksamkeit auch unerwünschtem Verhalten folgt bzw. dieses verstärkt. Studien zur Beobachtung von Unterrichtssituationen ergeben, daß über die Hälfte der vom Lehrer gebotenen Aufmerksamkeit auf abweichendes Verhalten gerichtet ist. PATTERSON stellte fest, daß ein Schüler, der durch Herumrennen die Klasse stört, bis zu 90% der Aufmerksamkeit des Lehrers in Anspruch nimmt.[1] Stellen Sie sich einmal einen Schüler vor, der 9/10 der gesamten Aufmerksamkeit

---

[1] PATTERSON, R., GULLION, M. E.: A guide for the professional. S. 2. Champaign, Ill.: Research Press 19.

seines Lehrers beansprucht, die sich noch dann ausschließlich auf abweichendes Verhalten richtet! Zahlreiche Studien haben gezeigt, daß der Lehrer seine Aufmerksamkeit auf den Problemschüler nicht steigern muß, wenn er abweichendes Verhalten durch angemessenes ersetzen will. Er muß die Bedingungen seiner Aufmerksamkeit ändern, so daß die Aufmerksamkeit angemessenem und nicht unangemessenem Verhalten folgt. Wir wollen uns ein Beispiel ansehen: John macht seine Aufgaben nicht ordentlich. Der Lehrer ermahnt John des öfteren, sich zu setzen und zu arbeiten. Fängt John dann gelegentlich an zu arbeiten, ist der Lehrer anderswo beschäftigt und bemerkt die kurzen Arbeitsintervalle meistens nicht. Daher bezieht sich die meiste Aufmerksamkeit auf Johns Spielereien. Sein Arbeitsverhalten wird nicht verstärkt. Wenn der Lehrer bei gleicher Aufmerksamkeit diese auf Johns Arbeitsverhalten richtete, erhöhte sich die Wahrscheinlichkeit, daß John arbeitet. Das Verstärkungsprogramm ist umfangreich genug, aber es sollte ausschließlich auf erwünschtes Verhalten zielen.

Erstellen des Verstärkungsplans

Um möglichst schnell erwünschtes Verhalten von nur geringer Ausprägung zu festigen, muß man die Verhaltenszyklen dieses erwünschten Verhaltens nach einem genügend intensiven Verstärkungsplan positiv verstärken. Ein Plan der kontinuierlichen Verstärkung könnte genügen, aber er ist zu aufwendig und würde zuviel Zeit des Lehrers in Anspruch nehmen. Es ist ökonomischer, mit einem fixierten Quoten- oder Intervall-Programm zu arbeiten, das ausreicht, einen langsamen Anstieg des bestimmten erwünschten Verhaltens zu erzielen. Bei einem Schüler, der in hohem Maße abweichendes Verhalten zeigt, der also kein »toter Mann« ist, kann man leicht das Mindestmaß an Verstärkung bestimmen, das das abweichende Verhalten durch angemessenes ersetzt. Bei Schülern mit Problemverhalten sollten Sie Ihre Aufgabe darin sehen, die oben beschriebenen Verstärkungsfolgen zu verändern. Die vorgesehene Gesamtverstärkung stellt sich als Summe der Verstärkungen für angemessenes Verhalten und der Verstärkungen für abweichendes Verhalten dar. Nehmen wir an, daß die Verstärkung für das gesamte angemessene wie auch unangemessene Verhalten 100% ist. Die Häufigkeit der Verstärkung eines bestimmten abweichenden Verhaltens entspricht der Basisrate dieses Verhaltens. In gleicher Weise entspricht die Verstärkungshäufigkeit eines bestimmten angemessenen Verhaltens, das mit dem abweichenden unvereinbar ist, der Basisrate dieses Verhaltens. Da wir unangemessenes Verhalten bis auf den Nullpunkt senken wollen, sollten wir damit aufhören, es zu verstärken. Nach erfolgreicher operanter Beobachtung und Planung des Interventionsprogramms sollte der Lehrer einen Plan aufgestellt haben, nach dem die positive Verstärkung von unangemessenem Verhalten weitgehend reduziert wird. Setzen wir eine komplette Veränderung in der Verstärkungsfolge voraus, dann sollte die anfängliche Quote der positiven Verstärkung des angestrebten, erwünschten Verhaltens gleich der Summe der Basisquoten des betreffenden abweichenden und des betreffenden angemessenen Verhaltens sein. Ein Beispiel: Die Basisquote für das Verhaltensmerkmal »Aufstehen vom Platz« beträgt 0.4 in der Minute. Die Basisquote des Merkmals »Sitzen und Rechnen« beträgt 0.08 in der Minute. Die Minimalrate, von der an man das Rechnen verstärken kann, ist demnach $0.4 + 0.08 = 0.48$ pro Minute. Das kann man auf 0.5 in der Minute aufrunden, d. h. Verstärkung des Rechnens alle zwei Minuten. Dieses Verhalten kann man aber auch 0.5mal in der Minute belohnen, indem man den Schüler immer dann verstärkt, wenn er sich hinsetzt, wenn er sein Buch in die Hand nimmt, wenn er es öffnet, wenn er eine saubere Seite vorweist, wenn er seinen Bleistift in die Hand nimmt und eine Antwort aufzuschreiben beginnt oder wenn er eine Frage vollständig beantwortet. Bei einer Verstärkungsrate von 0.08 pro Minute vollendet der Schüler nach jeweils dreizehn Minuten eine Rechenaufgabe. Man kann die Lösung der Aufgabe kaum erwarten, bis die Verstärkung fällig ist und der Schüler mit 0.5 pro Minute verstärkt wird. Der Verhaltenszyklus »Lösung von Rechenaufgaben« ist zu lang. Zerlegt man aber diesen Zyklus in die sechs oben genannten Schritte, ist das 0.5-Verstärkungsprogramm erreicht.

Bei sehr aktiven Problemschülern kann sogar eine gröbere Schätzung den anfänglichen Wert für den Umfang der positiven Verstärkung ergeben. Als Faustregel gilt: Ausgangsrate der Verstärkung des erwünschten Verhaltens = 1.1 (110%) der Basisrate des abweichenden Verhaltens. Hier wird die Basisrate des angemessenen Verhaltens außer acht gelassen. Nur selten wird abweichendes Verhalten zu 100 % der Zeit verstärkt. Kann der Lehrer Verstärkungsfolgen so verändern, daß angemessenes Verhalten 1.1mal so oft wie abweichendes Verhalten in der Basisperiode verstärkt wird, und wenn er sich bemüht, nur in vermindertem Maße abweichendes Verhalten zu belohnen, dann kommt es zur Verhaltensänderung.

Verstärkungsentzug

Es ist wichtig, nach der oben genannten Methode eine Ausgangsquote der Verstärkung festzulegen. Verstärken Sie das betreffende, erwünschte Verhalten wie zuvor nach der Basisrate und unterlassen plötzlich die Verstärkung des gesamten abweichenden Verhaltens, dann versetzt man den Schüler in eine Deprivationssituation. Die Deprivation resultiert daraus, daß der Schüler erst nur wenig angemessenes Verhalten zeigt, für das er belohnt wird, während er nun keine einzige Verstärkung mehr für sein häufig auftretendes abweichendes Verhalten erhält. Deprivationssituationen führen zu bizarrem und unvorhersagbarem Verhalten des Schülers und können das gesamte Programm zur Verhaltensänderung zum Scheitern verurteilen. Die Verstärkungsdeprivation kann vermieden werden, wenn man die Verstärkungsfolgen in der oben beschriebenen Art verändert. Der Schüler erhält weiterhin gleich viel oder sogar noch mehr Verstärkungen pro Zeiteinheit als zuvor; nur folgen alle Verstärkungen auf angemessene Verhaltensweisen.

Die Motivierung des »toten Mannes«

Einige Schüler zeigen anfänglich »Toter-Mann-Verhalten«. Diese Schüler weisen nur eine geringe Rate von sowohl abweichendem Verhalten wie auch angemessenem Verhalten auf. Die operante Beobachtung läßt erkennen, daß dem Schüler Aufmerksamkeit im Anschluß an sein »Toter-Mann-Verhalten« geschenkt wird, indem man ihm Sympathie und Besorgtheit entgegenbringt und ihn zur Arbeit und zum Spiel ermuntert. Das »Toter-Mann-Verhalten« funktioniert für den Schüler, weil es die Aufmerksamkeit der Erwachsenen auf ihn lenkt. Es ist wichtig, die Bedingungen zu analysieren, unter denen eine Verstärkung erfolgt. Die Folge sollte so verändert werden, daß die Aufmerksamkeit nur noch »lebendigem«, angemessenem Schulverhalten folgt. Entspricht der größte Teil des Schulverhaltens des »toten Mannes«, sind die Basisraten niedrig. Man kann hier die zuvor beschriebene Art der Verstärkungsauswahl nicht anwenden. Eine derartig gewonnene Rate ist gewöhnlich zu niedrig, um eine Steigerung des Verhaltens zu erzielen, denn der »tote Mann« zeigt wenig Reaktionen, abweichende mit eingeschlossen. Auch die Rate des Schulverhaltens ist gering, aber der »tote Mann« wird sich von diesem Niveau aus verbessern müssen.

Die Ermittlung einer entsprechenden Verstärkungsrate aufgrund der Basisrate schulischen Verhaltens kann folgendermaßen geschehen: Man gibt dem Schüler eine Aufgabe, und dazu die Instruktion, seine Hand zu heben, wenn er Hilfe braucht. Dann geht man wieder. Notieren Sie die Zeit, die vergeht, bis der Schüler mit der Arbeit beginnt. Wenn Sie eine Stoppuhr haben, starten Sie diese jetzt. Beobachten Sie den Schüler unauffällig. Wenn er sein Verhalten beendet, aber seine Hand nicht hebt, ist das Arbeitsintervall beendet. Notieren Sie die verstrichene Zeit. Wiederholen Sie dieses Vorgehen zwischen zehn- und fünfzehnmal. Ermitteln Sie das durchschnittliche Arbeitsintervall. Das durchschnittliche Arbeitsintervall entspricht dem Maximum an Zeit, in der produktives Schulverhalten erscheint. Der Schüler sollte am Ende eines solchen Intervalls verstärkt werden, um dieses Verhalten aufrechtzuerhalten. Sie haben nun einen angemessenen Maßstab für eine kurze Intervall-Verstärkung. Dieses Intervall kann auch kürzer sein als die Zeit, die man eigentlich benötigt, um einen Zyklus von Schulverhalten zu schließen, wie z. B. eine Rechenaufgabe zu lösen, ein Wort zu schreiben oder einen Absatz im Text zu lesen. Für den Fall, daß die gesamten Reaktionen im durchschnittlichen Arbeitsintervall erfolgen, können Sie die Verstärkungsquote festlegen, indem Sie gegen Ende des Arbeitsintervalls zu dem Schüler hingehen und die Anzahl der vollendeten Aufgaben notieren. Dies würde bedeuten, daß Sie ein Programm mit geringer Häufigkeitsverstärkung anwenden können. Der Schüler wird zu einem im voraus festgelegten Zeitpunkt verstärkt. Da es schwierig ist, aus der Ferne zu beurteilen, wie viele Aufgaben der Schüler während des Arbeitsintervalls vollendet hat, müssen Sie zu ihm hingehen, wenn er fertig ist. Das kann die Basisrate geringfügig verzerren.
Unabhängig davon, ob Sie die Reaktionen des »Toten Mannes« nach kurzen Intervallen oder einem niedrigen Quotenprogramm verstärken, ersehen Sie aus den Leistungsdaten, ob der gewählte Plan funktioniert. Nachdem Sie dem oben genannten Plan zur Annäherung an den Verstärkungsplan gefolgt sind, müssen Sie noch den Minimalumfang der Verstärkungen empirisch bestimmen, die Sie zur Steigerung des gewünschten Verhaltens benötigen, und zwar, indem Sie die Verhaltensquote sorgfältig beobachten, während Sie die ausgewählte Verstärkungsart ausprobieren. Der Plan wird so lange angereichert, bis die Daten eine kontinuierliche und langsame Verhaltenssteigerung anzeigen.

Verstärkungsquote

Der Umfang eines Verstärkungsprogrammes wird in Form von Raten oder Quoten dargestellt. Die Rate gibt die Anzahl der Verhaltenszyklen wieder, die pro Verstärkung vollendet werden müssen. Die Quote kann genauso auf der Anzahl der Minuten basieren, in der die verstärkte Aktivität erfolgt. Das Verstärkungsprogramm ist z. B. 2:1. Das kann Verschiedenes heißen: »Für jeweils zwei Aufgaben, die du löst, erhältst du eine Verstärkung. Für je zwei Minuten, die du im Spiel nicht schlägst, erhälst du einen Verstärker. Wenn du zwei Sätze laut gelesen hast, hast du einen Verstärker verdient«, usw.

Anfangspläne der Verstärkung, z. B. Programme, die umfangreich genug sind, um das Verhalten des Schülers unter Kontrolle zu bringen, nennt man niedrige Quotenprogramme. Ein Schüler wird häufig für einen kurzen Verhaltenszyklus belohnt oder aber für Verhalten von sehr kurzer Dauer. Da die Verhaltenshäufigkeit unter dem Einfluß der Verstärkung steigt, vollendet der Schüler mehr Verhaltenszyklen pro Zeiteinheit. Er wird recht häufig verstärkt, weil er eine große Verhaltenshäufigkeit zeigt. Es ist jetzt möglich und wünschenswert, das Verstärkungsprogramm zu strecken. Es wird »verdünnt«, so daß der Schüler mehr Verhaltenszyklen pro Verstärkung vollendet, oder daß er angemessenes Verhalten über ein längeres Zeitintervall zeigt, bevor es verstärkt wird. Sie müssen jedoch bei der Streckung oder Ausdünnung des Programmes vorsichtig vorgehen, damit Sie die Kontrolle über das Verhalten nicht verlieren. In Kapitel 12 werden wir darauf eingehen, wann und wie sehr man die Quoten strecken kann.

Leistungsabfall

Wenn die Daten anzeigen, daß die Häufigkeit des verstärkten Verhaltens nicht mehr zunimmt, aber noch nicht die gewünschte Höhe erreicht hat, muß der Verstärkungsplan überdacht werden. Wir werden nun auf mehrere Möglichkeiten eingehen, die wir in einem solchen Falle in Betracht ziehen müssen, und uns Wege überlegen, wie wir die Situation retten können.

Sättigung

Bei jedem Verstärkungsprogramm arbeitet man zwischen zwei Extremen. Zuwenig Verstärkung führt zum *Verlust* der Kontrolle über das

Verhalten. Zuviel Verstärkung führt schnell zu *Sättigung*. Stellen Sie sich einmal vor, was passieren würde, wenn Sie versuchten, von einer Diät zu leben, die nur aus Ihrer Lieblingsspeise besteht, dann verstehen Sie, was mit Sättigung gemeint ist. In sehr kurzer Zeit würde Ihnen dieses Essen zuwider sein. Die Häufigkeit, mit der Sie für Essen arbeiten würden, würde zwangsläufig sinken. Sie haben eine Aversion gegen diese Speise, wenn Ihnen nicht eine Pause gewährt wird.

Genau dasselbe passiert, wenn der Schüler in eine Situation gebracht wird, in der nur eine bestimmte Aktivität belohnt wird. Der positive Verstärker wird schnell zum neutralen Reiz. Wenn das der Fall ist, muß der Lehrer für neue Verstärker sorgen, so daß das Verhalten erneut unter die Kontrolle des Verstärkungsprogramms gebracht wird. Äußerst umfangreiche (»dichte«) Verstärkungsprogramme verkürzen die Zeitabstände, nach denen neue Verstärker hinzugezogen werden müssen. Solche Programme sollten vermieden werden.

Mehrfach-Verstärker

Einer Verstärkungssättigung kann man vorbeugen, indem man eine Situation so arrangiert, daß der Schüler die verdiente Zeit, die Punkte oder Auszeichnungen in mehr als einer Form der Belohnung bekommen kann. Zwei – alternativ angewandte – Verstärker bewahren ihren Wert bedeutend länger, wenn sie nacheinander angewandt werden. Mit anderen Worten, zwei gleichwertige Verstärker, die einzeln verabreicht werden, reichen für zwei Zeiteinheiten aus. Wenn diese gleichen Verstärker aber alternativ gegeben werden, können sie für drei bis vier Zeiteinheiten vorgesehen werden. Vom Standpunkt des Programms zur Verhaltensänderung aus sind zwei bis vier alternativ benutzte Verstärker in einem Zeitraum ratsam.

Verstärkungspläne

Aufgrund der Vielzahl von Verstärkern ist ihre jeweilige Anwendung sorgfältig zu planen, sonst werden die Schüler einen bestimmten Verstärker bis zur Sättigung benutzen, während sie andere vollkommen ignorieren. Eine solche Tendenz ist allgemein beobachtbar. Denken Sie an das Phänomen einer Gruppe von Leuten, die einen nur mit gleichen Stühlen ausgestatteten Raum betreten. Jeder sucht sich einen Platz. Betritt die Gruppe später den Raum noch einmal, ist es wahrscheinlich, daß einige die gleichen Stühle wie zuvor aufsuchen werden. Diese Stühle sind deshalb »besser«, weil man schon einmal darauf gesessen ist; die meisten Leute zeigen abergläubisches Verhalten bei vielen Gelegenheiten.

Es liegt am Lehrer, die Aktivitäten so zu planen, daß die Schüler zwischen Ihnen wählen müssen. Das kann durch Vorgabe einer bestimmten Zeit geschehen, in der ein Verstärker benutzt werden kann. Der Schüler muß die für ihn verstärkende Aktivität innerhalb einer vorgegebenen Zeit beenden. Eine einfache Möglichkeit der Planung ist, die Verstärker mit bestimmten Themen in gewissen Unterrichtsperioden zu verknüpfen. Einige Minuten der verstärkenden Aktivität können nur während dieser Periode ausgenutzt werden und nur für eine Arbeit, die ebenfalls in dieser Periode vollendet wurde.

Wir wollen uns ein Beispiel ansehen, in dem die oben genannten Prinzipien angewandt wurden: Ed war schlecht im Rechnen. Aufgrund der Tatsache, daß Ed oft malte, wenn er eigentlich rechnen sollte, entschloß sich der Lehrer, ihm das Malen immer dann zu erlauben, wenn er eine Rechenaufgabe richtig gelöst hatte. Zwei Wochen lang stieg Eds Leistung im Rechnen, dann sank sie wieder ab. Er hatte genug vom Malen. Bei der Diskussion des Problems mit Ed stellte sich heraus, daß Ed gerne in die Bücherei gehen würde und sich mehr mit Büchern beschäftigen wollte. Folgender Plan wurde aufgestellt: montags und freitags konnte er die Zeit, die er durch das Lösen von Rechenaufgaben gewonnen hatte, in der Bücherei verbringen. Dienstags und donnerstags durfte er seine verdiente Zeit für die Aufgaben innerhalb einer Arbeitsgruppe verbringen, die sich jeden Donnerstag für eine halbe Stunde traf. Mittwochs durfte er die verdiente Zeit mit Malen verbringen. Somit war die Verhaltenskontrolle wiederhergestellt und hielt für die restlichen drei Monate des Schuljahres an.

Was verstärken wir und mit welchen Verstärkern?

Nachdem wir jetzt wissen, in welchem Maße Verhalten verstärkt werden muß und was wir tun müssen, wenn die Verhaltenshäufigkeit abnimmt, wollen wir etwas mehr ins Detail gehen. Wir müssen herausfinden, welches Verhalten wir insbesondere verstärken wollen, besonders dann, wenn das gesamte Verhalten des Schülers ein abweichendes Verhalten zu sein scheint. Und wir müssen außerdem genau wissen, welche Dinge wir als Verstärker verwenden können.

Das Problem der ersten Belohnung

Das erste wichtige Ziel eines Programms zur Verhaltensänderung besteht darin, unerwünschtes Verhalten durch erwünschtes zu ersetzen. In der Schule bezieht sich das gewöhnlich auf die Auswahl einer bestimmten schulischen Verhaltensweise, die mit dem abweichenden Verhalten unvereinbar ist. Durch systematische positive Verstärkung wird dieses schulische Verhalten so gefestigt, daß es schließlich das abweichende Verhalten ablöst. Erinnern Sie sich an die Abfolge der Verhaltensintervention: zuerst stellt die operante Beobachtung eine bestimmte Verhaltensweise heraus, auf die das Programm abzielt. Dann wird die Basisquote dieses Zielverhaltens berechnet. Wenn diese gegen Null geht, gibt es keine Möglichkeiten, dieses Verhalten zu verstärken. Wie verstärkt man Verhalten, das nie auftritt, d. h. dessen Basisrate gleich Null ist? SKINNER nannte dies das »Problem der ersten Belohnung«. In diesem Kapitel sowie in den Kap. 10 und 11 werden wir eine Anzahl von Vorgehensweisen untersuchen, die uns befähigen, solches Verhalten zu steigern, das scheinbar eine Basisrate von Null aufweist.

Verhalten kann aus zwei Gründen eine solch niedrige Basisrate aufweisen: Der Schüler weiß nicht, auf welche Weise er sich erwünscht verhalten soll. Oder aber, er weiß, wie er das erwünschte Verhalten zeigen kann, will es aber nicht. Im letzteren Fall ist es Ihre Aufgabe, ihn durch ein angemessenes Verstärkungsprogramm dazu zu bringen, daß es will. Weiß ein Schüler aber nicht, wie er eine Reaktion zeigen soll, müssen Sie ihm beibringen, was er zu tun hat, bevor ein Verstärkungsprogramm zur Steigerung des erwünschten Verhaltens wirksam werden kann. Stehen Sie einer Basisrate von annähernd Null gegenüber, müssen Sie die Gründe ermitteln, die zu dieser Situation führen. Die Antwort ergibt sich aus der operanten Beobachtung. Sie entdecken z. B., daß die Basisrate zwar niedrig, aber nicht genau gleich Null ist. Die Tatsache, daß der Schüler gelegentlich das erwünschte Verhalten zeigt, weist darauf hin, daß es hier um die Steigerung einer Reaktionshäufigkeit geht, da der Schüler zu dieser Reaktion tatsächlich in der Lage ist. Die systematischen Beobachtungstechniken des Zielverhaltens und seiner Basisquote lassen den Lehrer die Handlungen des Schülers und seine Reaktionen darauf bewußt werden. Schüler mit Verhaltensproblemen scheinen sich oft ausschließlich abweichend zu verhalten. Auch ein Schüler mit den schwierigsten Verhaltensproblemen macht seine Schularbeit und zeigt gelegentlich ein Sozialverhalten, das positive Verstärkung verdient. Meistens bemerken die Lehrer solche selten gezeigten angemessenen Verhaltensweisen nicht und versäumen es, sie zu verstärken. Ferner liegt es in der Natur der Sache, sich über den ungezogenen Schüler dermaßen zu ärgern, daß man eine geistige Haltung nach dem Motto »Ich erwisch Dich schon, wenn Du wieder was anstellst« einnimmt, und sein angemessenes Verhalten ignoriert. Es ist sehr wichtig, diese Haltung während der Grundphase des Programms zur Verhaltensänderung umzukehren. Dann ist der Lehrer während der Interventionsphase in der Lage, mit dem Problem der ersten Belohnung fertig zu werden, indem er versucht, den Schüler zu »erwischen, wenn er etwas Gutes getan hat« und seine Ungezogenheiten zu ignorieren.

Für den Fall, daß die Basisrate des Zielverhaltens wirklich gleich Null ist und Sie sich einer angemessenen Verhaltensweise von seiten des Schülers nicht erinnern können, müssen Sie ihm neue Verhaltensweisen beibringen, damit sie nach ihrem Auftreten entsprechend verstärkt werden können.

Lernen am Modell und Heranführung (shaping)

Das Lernen am Modell ist eine der effektivsten Techniken beim Lehren von neuen Verhaltensweisen. Durch diese Technik gibt der Lehrer dem Schüler eine beispielhafte Darstellung der gewünschten Reaktion, die dem beobachtenden Schüler als Modell dient. Ein gutes Modell befähigt den Schüler, schon nach einer Demonstration fehlerfreies Verhalten zu zeigen. Das Modell verringert weitgehend die Wahrscheinlichkeit, daß der Schüler falsche Reaktionen zeigt. Wiederholt der Schüler erfolgreich Teile der vorgestellten Reaktionen, ist die Gelegenheit gegeben, Verhalten durch sofortige positive Verstärkung zu festigen. Schnelles, fehlerfreies Lernen ist gewährleistet, wenn effektive Lernmodelle angeboten werden. Solches Lernen wird »Lernen durch Erfolg« genannt.

Um den Studenten wirkungsvolle Modelle anzubieten, ist es notwendig, das Konzept der Heranführung an eine Reaktion (shaping) zu kennen. In gewissem Sinne handelt dieses Buch vom Heranführen an ein Verhalten. Unter Shaping versteht man den Aufbau eines weiteren und komplexeren Verhaltenszyklus aus einem einfacheren, vom Schüler schon gezeigten. Das Heranführen geschieht stufenweise; die einzelnen Verhaltensschritte müssen so klein sein, daß der Verlauf nicht gestört wird; dennoch müssen sie groß genug sein, daß verschiedene Verhaltensziele so schnell wie möglich erreicht werden.

Haben Sie während der Grundphase festgestellt, daß die Basisquote des Zielverhaltens Null ist, ist der gewählte Verhaltenszyklus zu grob. Sie haben ein Verhalten ausgewählt, das der Schüler nicht zeigen kann. Je komplexer ein Verhaltenszyklus ist, desto eher ist die Verhaltensquote gleich Null. Sie müssen ein »Verhaltensmikroskop« verwenden und nach kleineren, einfacheren und kürzeren Verhaltenszyklen suchen, die mit einer Basisrate über Null erscheinen. Wenn eine solche Verhaltenskomponente gefunden ist, können Sie den nächsten Schritt auf der »Verhaltenstreppe« tun und es dem Schüler durch ein Beispiel, durch Schlüsselwörter oder andere Methoden näherbringen. Sobald das gewünschte Verhalten erscheint, wird es durch positive Verstärkung gefestigt. Es ist wichtig, jeden Schritt in der Verhaltensabfolge zu festigen, indem man das Verhalten wiederholt zeigen läßt und jede erfolgreiche Wiederholung durch eine positive Verstärkung belohnt, bevor man die nächste Stufe in der Verhaltenskette erreicht. Die Reaktionen werden durch das Vorführen guter Verhaltensmodelle verfeinert, und Verstärkungen erfolgen nur nach genauen Wiederholungen. Heranführung beinhaltet die Festigung einer Abfolge von ständig komplexer werdenden Annäherungen an das erwünschte Endverhalten. Sobald die Verhaltensquote einer bestimmten Reaktion steigt, können wir sicher sein, daß der Schüler nicht weiß, wie er sich verhalten soll und daß er dieses Verhalten selbst zeigen will. An diesem Punkt können Sie sich auf das Vorstellen, die Heranführung und Verstärkung fortgeschrittener Verhaltensweisen beschränken. Diese Vorgehensweise wird so lange fortgesetzt, bis Sie den Schüler an vollständige Zyklen schulischen Verhaltens herangeführt haben. Nehmen wir z. B. an, ein Schüler ignoriert sämtliche Anweisungen, steht ständig von seinem Platz auf und läuft umher. Die »Erfüllung einer Anweisung« ist ein zu großer Verhaltenszyklus; die Basisrate wird Null sein. Manchmal, wenn auch nur für 2 Sekunden, befindet sich der Schüler auf seinem Platz und arbeitet. Die Verhaltenszyklen »Sitzen« oder »mit der Arbeit anfangen« sind kleiner und weisen eine höhere Basisrate als Null auf. Der Schüler wird zunächst für das Hinsetzen und das Arbeiten (auch für nur zwei Sekunden) verstärkt. Die Wahrscheinlichkeit, daß er mehr arbeiten wird, ist erhöht. Mit dem Anstieg der Arbeitsintervalle wird das Verstärkungsprogramm so ausgerichtet, daß sich die gesamte Verstärkung auf längere Arbeitsperioden erstreckt. Somit werden vollständige und genaue schulische Verhaltensweisen hervorgebracht, auf die die Verstärkung folgen kann. Der Schüler kann dazu gebracht werden, auf seinem Platz sitzen zu bleiben, indem er eine Verstärkung erhält, sobald er 2 Sekunden, 5 Sekunden, 10

Sekunden, eine halbe Minute etc. gesessen hat. Die Rate seiner Lernreaktionen muß daraufhin nicht unbedingt ansteigen; er kann das »Tote-Mann-Verhalten« an den Tag legen. Es kommt darauf an, dem Schüler eine Arbeit zuzuweisen und ihn dann zu Verhaltenszyklen heranzuführen.

Ein Erstkläßler könnte auf seinem Sitz angeschnallt werden, woraufhin es ihm nicht mehr möglich wäre, in der Klasse herumzulaufen. Damit könnte nun die Annäherung an die Befolgung von Anweisungen verstärkt werden. Mit fortschreitender Heranführung an das gewünschte Verhalten wird der Schüler zunehmend Anweisungen befolgen und dann sitzen bleiben, wenn es angebracht erscheint.

Bringen Sie den Stein ins Rollen

Eine andere Art, Verhalten mit einer Basisrate von Null aufzubauen, ist die Möglichkeit, die Situation durch Impulse so zu gestalten, daß der Schüler sich des erwünschten Verhaltens bewußt wird, es als leicht durchführbar erscheint und damit die Auftretenshäufigkeit wahrscheinlicher wird. Lehrer geben Schülern ständig Anstöße. Der größte Teil einleitender Übungen, das Abschweifen vom Unterrichtsplan in freie Diskussion sowie ermutigender Zuspruch vor Einführung neuer Themen basiert auf derartigen Anreizen. Eine Möglichkeit des Anreizes besteht darin, den Schüler verbal anzuweisen, was er und wieviel er zu tun hat und welche Verstärker dieser Arbeit folgen. Sind die Anstrengung zur Erlangung der positiven Verstärkung gering, d. h., ist das Verstärkungsprogramm umfangreich genug und die Verstärker wirkungsvoll, wird das erwünschte Verhalten auftreten. Leider wird Aufrechterhaltung des angemessenen Verhaltens selten durch verbale Information gesichert. Der Schüler muß das gewünschte Verhalten zeigen, und es muß sofort verstärkt werden. Wenn Verhalten nicht genug verstärkt wird, wird es abgeschwächt. Es ist wichtig, die angebotenen Reize genau zu verfolgen. Sobald das zur Diskussion stehende Verhalten auftritt, ist es Ihre Aufgabe, das erste Erscheinen dieses Verhaltens sofort positiv zu verstärken.

Verhalten kann auf verschiedene Art stimuliert werden. Lehrer führen häufig Situationen herbei, in denen die Umweltbedingungen so gestaltet sind, daß sie das erwünschte Verhalten herausfordern. Hier ein Beispiel für das Anregen der sozialen Interaktion mit Gleichaltrigen: Ed war ein schüchterner Grundschüler. Er hatte keine Schulfreunde, weinte viel und wurde als Einzelgänger betrachtet. Die operante Beobachtung ergab, daß Ed Tom ziemlich häufig beobachtete. Tom war ein großer Junge, der gute sportliche Leistungen zeigte und leicht Freunde gewann. Der Lehrer wußte, daß Tom gerne mit Spielzeugautos und Lastwagen spielte. Ed hatte jedenfalls eine ganze Menge davon. Der Lehrer sorgte dafür, daß Ed einige davon mit in die Schule brachte und erzählte Tom, daß Ed eine Menge Autos habe, die er ihm gerne zeigen wolle. Der Lehrer folgte Tom und stellte fest, daß Ed lachte, Tom die Autos zeigte und sich mit ihm unterhielt. Eine soziale Interaktion war initiiert worden, begann und blieb auch später noch erhalten.

Lassen Sie sich operante Verstärker einfallen

Der Lehrer muß über positive Verstärker verfügen, die er für angemessenes Verhalten ausgibt. Es ist ratsam, daß der Lehrer über eine gewisse Anzahl völlig neuer Verstärker verfügt, die sich sowohl in Forschungsstudien als auch bei der Anwendung in Schulsituationen als praktisch und wirkungsvoll erwiesen. Im folgenden werden wir die beiden im Unterricht anzuwendenden Hauptverstärker untersuchen.
Es gibt zwei Arten positiver Verstärker: soziale und nicht-soziale. Soziale Verstärker sind z. B. Lächeln, Lob oder ein leichtes Klopfen auf die Schulter. Nicht-soziale Verstärker sind dagegen Dinge wie Fleißkärtchen, Geld, Schokolade, Popcorn, Filme oder Ausflüge. Kinder mit problematischem Verhalten sprechen oft nicht auf allgemeine soziale Verstärker an. Soziale Verstärker haben entweder überhaupt keinen Verstärkungswert für sie, oder aber sie sind Anreiz für Fehlverhalten. Diesen Kindern muß der Wert dieser allgemeinen sozialen Verstärker erst beigebracht werden, bevor sie wirkungsvoll für sie werden können. Ein Lehrer, der einen lernschwachen Schüler vor sich hat, wird die Verstärkung des angemessenen Verhaltens dieses Kindes mit nicht-sozialen Verstärkern beginnen müssen. Nicht-soziale Verstärker können den Wert sozialer Verstärker steigern. Das wird dann erreicht, wenn der soziale Verstärker kurz vor dem nicht-sozialen dargeboten wird. Man sagt dem Kind »Das ist gut«, gibt ihm gleich anschließend ein Kärtchen, einen Punkt oder Bonbons, bevor die Worte »Das ist gut« den Wert eines positiven Verstärkers erhalten. Verabreichen Sie zuerst den geringer bewerteten Verstärker, danach den höher bewerteten. Sobald der soziale Verstärker einen positiven Wert erhält, kann der nicht-soziale Verstärker schrittweise abgebaut werden.

Manche Leute sind nicht gerade sehr erfahren im Austeilen von positiven sozialen Verstärkungen. So gab es z. B. einen Lehrer, dessen positive Verstärkung nur aus einer einzigen Vokabel bestand, die leise, mechanisch und monoton »o. K.« hieß. Der gleiche Lehrer besaß allerdings einen reichen Vokabelschatz, wenn es um Kritik, Bestrafung und Moralpredigten ging. Die traurige Wahrheit sah so aus, daß nur wenige Schüler in dieser Klasse wirklich gut arbeiteten, während der Rest der Klasse seine Arbeit darin sah, den Lehrer zu ärgern, und zwar erfolgreich. Der Lehrer stand an einem Wendepunkte seiner Karriere und hatte vor, seine Fähigkeiten zu verbessern. Andernfalls wollte er pensioniert werden. Dem Lehrer wurde wie folgt geholfen. Zuerst wurde während des Musikunterrichts ein Tonband aufgestellt und ein 40-Minuten-Band aufgenommen. Das Band wurde so geschnitten, daß es in einer zehnminütigen Laufzeit jedes Wort des Lehrers auf die Reaktionen der Klasse enthielt. Das waren dann schließlich 9 »o. K.«, unterbrochen von 26 kritischen Bemerkungen. Als das Band dem Lehrer vorgespielt wurde, erkannte er den springenden Punkt. Angemessenes Verhalten wurde im Gegensatz zum kritisierten abweichenden Verhalten nur zu 1/3 verstärkt. Der nächste Schritt bestand darin, daß der Lehrer eine Liste mit mindestens zwölf verstärkenden Äußerungen aufstellen mußte, was ihm sehr gut gelang. Es waren schließlich fünfzehn Bemerkungen, angefangen von »gut« bis »ausgezeichnet«. Der Lehrer sollte diese Sätze üben, während das Band lief. Er schien plötzlich eine andere Person zu sein. Er übte dieses neue Verhalten vor dem Spiegel und mit dem Ehepartner, der ebenfalls die Verbesserungen bemerkte und davon begeistert war. Das nächste Mal besuchte ich diese Klasse erst zwei Monate nachdem ich das Tonband zurückerhielt. Die Musikstunde wurde noch einmal beobachtet. Während dieser vierzig Minuten zeigte der Lehrer vierundvierzig Reaktionen. Dreiundzwanzig waren verstärkend, bestanden aus sechs verschiedenen Bemerkungen und wurden mit sehr sanfter Stimme gesprochen. Der Lehrer hatte außerdem einige operante Techniken eingearbeitet, wovon die bedeutendste die Ausgabe von Fleißkärtchen war. Er berichtete, daß er eine ganz andere Einstellung zur Klasse und zum Lehren bekommen habe. Außerdem reagierte die Klasse besser auf ihn, was sich nicht zuletzt in einer gesteigerten schulischen Leistung äußerte, sondern auch in bedeutend weniger Unruhe.

Das Premack-Prinzip

Pausen, Kunst, Sport und Freizeit sind Aktivitäten, die ein Schüler wahrscheinlich Fächern wie Englisch, Rechnen, Buchstabieren oder Schreiben vorziehen wird. Erstere sind Beispiele, die PREMACK als »Aktivitäten von hoher Wahrscheinlichkeit« bezeichnet. PREMACK geht in seinem Prinzip davon aus, daß immer dann, wenn eine Arbeitsfolge so arrangiert wird, daß eine Aktivität von geringer Wahrscheinlichkeit grundsätzlich von einer mit hoher Wahrscheinlichkeit gefolgt wird, die Wahrscheinlichkeit des zukünftigen Auftretens der ersteren gesteigert wird. Das PREMACK-Prinzip ist eine andere Ausdrucksweise dafür, daß Verhalten, das von einem positiven Verstärker gefolgt wird, schneller und wahrscheinlicher wiederkehrt als ein anderes. Der Vorteil des PREMACK-Prinzips liegt darin, daß die normalen Aktivitäten in einer Klasse für einen bestimmten Schüler so arrangiert werden können, daß die Fächer mit geringerer Wahrscheinlichkeit verstärkt werden. Der Lehrer muß sich also nicht auf irgendwelche neu eingeführten Verstärker verlassen, die wenig mit schulischem Fortschritt zu tun haben oder die im Unterricht kaum anwendbar sind.

Die Abstufung nach Premack

Das PREMACK-Prinzip wird folgendermaßen angewandt: Der Lehrer stuft die verschiedenen Fächer in ihrer Bedeutung für den Schüler ein. Die Extreme bilden das beliebteste und das unbeliebteste Fach, der Zwischenraum wird nach Abschätzung des Lehrers ausgefüllt. Das PREMACK-Prinzip geht davon aus, daß »jedes Fach mit einem höheren Rangplatz auf der Liste das nachfolgende verstärken kann«. John mag z. B. Sport, ist aber auch in Mathematik ganz gut. Er mag Kunst, würde aber lieber Mathematik machen. Er liest schlecht, und seine Rechtschreibung ist eine Katastrophe, wogegen seine Aufsätze nicht so schlecht sind. Damit sieht die Hierarchie wie folgt aus:

1. Sport 4. Aufsätze
2. Rechnen 5. Lesen
3. Kunst 6. Rechtschreibung

Alles andere kann auf der Liste nach der Rechtschreibung kommen. Die Rechtschreibung sollte wohl das erste Fach des Tages sein. Die erste Stunde kann z. B. aus zwanzig Minuten Rechtschreibe-Übung, fünfundzwanzig Minuten Schreiben und dann fünfzehn Minuten

Pause bestehen. Diese Abfolge dient dazu, Rechtschreibung und Aufsatz – also Fächer von geringer Wahrscheinlichkeit – zu verbessern. Es ist ratsam, die Verstärker nur ein oder zwei Stufen über dem Niveau der Fächer mit der geringsten Wahrscheinlichkeit zu wählen. Das ermöglicht es, die gesamte schulische Hierarchie zu festigen und bessere Verstärker in Reserve zu haben, wenn die Daten zeigen, daß die von Ihnen gewählten Verstärker nicht zu einer Steigerung des Verhaltens von geringer Wahrscheinlichkeit führen.

Obwohl es sinnvoll ist, die Abfolge der Instruktionen gemäß dem PREMACK-Prinzip zu arrangieren, gibt es Fälle, in denen alle schulischen Anstrengungen von geringer Wahrscheinlichkeit sind. Hier wird es notwendig sein, auf sehr wahrscheinliche Aktivitäten zurückzugreifen, die mit den schulischen Arbeiten nichts zu tun haben, oder auf herkömmliche Verstärker wie Fleißkärtchen oder gewonnene Zeit. Stellen Sie sich einen Schüler vor, der in erster Linie aus dem Fenster sieht, am Daumen lutscht und mit den Füßen auf dem Boden scharrt. Gelegentlich liest er einmal etwas, aber sehr schlecht. Er rechnet nicht mit und zeigt nur gelegentlich Interesse an dem, was um ihn herum passiert. Eine Verhaltenshierarchie nach dem PREMACK-Prinzip könnte denn so aussehen:

1. Daumen lutschen
2. auf dem Boden scharren
3. aus dem Fenster sehen
4. gegenwärtige Vorkommnisse
5. Lesen
6. Rechnen

Diesem Kind wird folgendes angeboten: Jedes Mal, wenn es eine Frage richtig beantwortet oder einen Beitrag zur Diskussion über die Tagesereignisse leistet, verdient es eine Minute Zeit zum Daumenlutschen. Für jedes Intervall von zwei Minuten ununterbrochener Aufmerksamkeit bei der Diskussion darf es eine Minute aus dem Fenster sehen. Diese Methode wird mehrere Tage lang ausprobiert. Nehmen wir an, die Quote der Teilnahme an der Diskussion ist gestiegen, so daß eine weitere Verstärkungsfolge angeboten werden kann. Für jede fertige Rechenaufgabe gibt es fünf Sekunden, um der Klasse ein Tagesereignis zur Diskussion zu stellen. Für jeden Abschnitt im programmierten Lesebuch gibt es fünf Sekunden Daumenlutschen und Scharren. Das Ziel besteht darin, die Diskussionsteilnahme so weit zu festigen, daß sie eine der ersten drei unerwünschten Verhaltensweisen ersetzt. Sobald die Lesefähigkeit zugenommen hat, sollte es möglich sein, diese zur Festigung von weniger wahrscheinlichen

Aktivitäten zu nutzen. Der Schüler muß mehr und mehr arbeiten, um immer weniger Belohnung durch Daumenlutschen o. a. zu gewinnen. Der Gebrauch von nicht schulischen Verstärkern wird immer mehr zurückgestellt, sobald neue Fähigkeiten so stark entwickelt sind, daß sie als Verstärker dienen können.

Allgemeine Anwendungen

Im Unterricht gibt es viele Möglichkeiten, das PREMACK-Prinzip anzuwenden. Soweit wie möglich sollte die Instruktionsfolge für den Schüler so arrangiert sein, daß der Tag mit dem Fach der geringsten Aktivitätswahrscheinlichkeit beginnt. Jedes folgende Fach sollte von höherem Beliebtheitsgrad sein. Das wird die Fächer mit der geringeren Aktivitätswahrscheinlichkeit fördern.
Welche Wirkung hat das vorzeitige Entlassen einer Klasse, wenn sie Krach gemacht hat? Das Entlassen nach Aufruhr erhöht die Wahrscheinlichkeit, daß die Klasse an den darauffolgenden Tagen gegen Ende der Stunde ziemlich laut wird. Eine Schulstunde sollte schrittweise auf einen gewissen Höhepunkt an Enthusiasmus und Aufmerksamkeit hinarbeiten. Eine Entlassung als Verstärker für angemessenes Verhalten macht es wahrscheinlicher, daß die Disziplin während der folgenden Tage über die ganze Stunde hinweg anhält.
Das PREMACK-Prinzip schließt viele Arten der Interaktion zwischen Lehrer und Schüler ein. Die meisten situationsbedingten Kommentare, Späße oder finsteren Blicke, die von den Verhaltensweisen abhängen, auf die sie folgen, werden die Wahrscheinlichkeit des vorher geäußerten Verhaltens steigern oder reduzieren. Das PREMACK-Prinzip ist eine gute Methode, das Verhalten von anderen und von uns selbst zu beeinflussen. Machen Sie Ihre Aschenbrödel-Arbeit zuerst; heben Sie sich angenehmere Tätigkeiten als Verstärker auf. Studieren Sie nicht bis zu dem Punkt, an dem Sie das Lernen satt haben, müde werden und Ihre Konzentration schwindet. Denn dann werden Sie das Lernen oder Lesen zunehmend schwieriger erleben. Gönnen Sie sich lieber nach kurzen Perioden intensiver Konzentration verstärkende Pausen. Halten Sie inne und verstärken Sie Ihre Anstrengungen sobald Sie das erste Nachlassen Ihrer Aufmerksamkeit bemerken. Auf diese Weise können Sie Ihre eigenen Aktivitäten von geringerer Beliebtheit verbessern.

Verstärker-Stichproben

Verstärker-Stichproben können Sie durchführen, um die operanten Verstärker ausfindig zu machen. Das ist eine Technik der Reizkontrolle (vgl. Kap. 3). Die Werbung hat die Verstärker-Stichproben schon lange als eine wirkungsvolle Technik zur Verführung potentieller Verbraucher zum Kauf eines Produktes erkannt. Der Sinn der Werbung liegt darin, das Bewußtsein des potentiellen Käufers über einen bisher nicht vorhandenen Wunsch zum Kauf eines Produktes zu wecken. Ein Werbemanager wendet Verstärker-Stichproben an, wenn er Gratisproben eines Produktes verteilen läßt, für einen kostenlosen Service sorgt, oder einen potentiellen Kunden zum Ausprobieren des Produktes über eine gewisse Zeit bewegt. Der potentielle Kunde wird sich dann des Produktes oder der Dienstleistung bewußt. Bewirkt die Anwendung des durch die Werbung dargebotenen Verstärkers beim Empfänger ein gutes Gefühl, ist es wahrscheinlich, daß er zukünftig ebenfalls Zugang zu diesem Verstärker haben möchte. Er wird das Produkt kaufen.
Dieses Prinzip kann der Lehrer anwenden, um neue Verstärker zu finden. Für eine gewisse Zeit kann man den Schülern freien Zugang zu solchen Aktivitäten gestatten, von denen man annimmt, daß sie verstärkend wirken. Wenn diese Aktivitäten einmal von den Schülern genutzt wurden und für sie einen bestimmten Wert gewonnen haben, wird der Zugang zu ihnen gesteuert. Die verstärkenden Aktivitäten sind nur noch im Zusammenhang mit angemessenem Verhalten erreichbar. Ein ökonomisches Prinzip besagt »Die knappen Produkte sind kostbar«. Das trifft zu, wenn das Produkt dem Konsumenten bereits bekannt ist und für ihn einen gewissen Wert besitzt. Verstärker-Stichproben können genutzt werden, um diese beiden Bedingungen zu erfüllen.

Offerieren Sie Verstärker

Schüler müssen überredet werden, potentielle Verstärker auszuprobieren. Anfangs stehen sie den neuen Aktivitäten so indifferent gegenüber, daß sie diese nicht spontan ausprobieren wollen. Verstärker können angeboten werden, um den Wunsch zu wecken, sie auszuprobieren. Es geschieht häufig, daß Leute sich die Dinge wünschen, von denen sie wissen, daß sie für andere von Wert sind. Der Wunsch entwickelt sich aus zweiter Hand; die Person selbst hat keine direkte Erfahrung mit dem Verstärker. Sie wird einfach einem Reiz ausgesetzt, der ihr den Konsum des Produktes oder der Dienstleistung über andere nahelegt. In der Werbung wird diese Technik ständig benutzt. Potentielle Verbraucher werden in eine Szenerie versetzt, in der glückliche, attraktive Leute ein Produkt mit offensichtlichem Genuß besitzen. Die Implikation besteht darin, daß wir uns als Besitzer dieses Produktes genauso zufrieden fühlen werden, wie es diese Leute scheinbar sind. Aufgrund dessen ist diese Technik, eine Person so vielen Reizen wie möglich auszusetzen und eine Erwartungshaltung auf die folgende Verstärkung hervorzurufen, eigentlich ganz gut. Sie ist eine Methode der Reizkontrolle. Die Reize, die mit der Präsentation eines Produktes oder einer Aktivität verbunden sind, werden durch die Erwartung, daß auch andere dieses Produkt benutzen, sekundär verstärkt. Reize, denen eine Serie von Verstärkern folgt, werden zu diskriminativen Reizen. Nimmt ein Individuum, für das Reize diskriminativ sind, solche Reize auf, wird es veranlaßt, alles Notwendige zu unternehmen, um das Produkt zu erwerben, bzw. sich einer Aktivität zu widmen. Der spontane Modewechsel junger Leute ist ein gutes Beispiel für eine Reizkontrolle, die durch ein abstraktes Verstärkungsangebot und Verstärkungsstichproben ausgeübt wird. Z. B. »Schau, diese Jungen haben grüne Socken an und spielen mit Wasserpistolen, welch einen Spaß sie haben! Sie sind umringt von lauter Freunden mit grünen Socken und Wasserpistolen. Sie lachen und rennen, doch sie ignorieren mich.« Raten Sie mal, was dieser Junge gerne von seiner Mutter mitgebracht haben möchte, wenn sie das nächste Mal einkaufen geht?

Ist es also dem Lehrer nicht möglich, eine Verstärker-Stichprobe einzuführen, sollte er dazu übergehen, Verstärker vorzustellen. Ein Schüler wird einer Situation ausgesetzt, in der sich andere Schüler mit einer für ihn verstärkenden Aktivität beschäftigen. Der beobachtende Schüler, der den Verstärker vorgeführt erhielt, wird dazu gebracht, ihn selbst hoch einzuschätzen. Er kann daraufhin die Erlaubnis erhalten, den Verstärker zu testen. Sobald ein Bedürfnis nach dieser Aktivität entstanden ist, können die Bedingungen so arrangiert werden, daß die neue Aktivität nur durch ein bestimmtes erwünschtes Verhalten verdient werden kann.

Das Anbieten von Verstärkern und die Verstärker-Stichprobe funktionieren auch gemeinsam ganz gut. Ein Lehrer kann diese Techniken in relativ natürlichen Situationen anwenden, so daß diese echt wirken. Schon dadurch, daß im Unterricht gewisse Aktivitäten verfügbar sind, die von einigen Schülern wahrgenommen werden, setzt man andere Schüler diesen Verstärkern aus. Das Anbieten von Verstärkern und die Stichprobe bilden die Grundlage, neues Verhalten anzureizen.

Wirtschaftlichkeit von Anerkennungen

Zu Beginn dieses Kapitels haben wir darüber gesprochen, daß abweichendes Verhalten dadurch aufrechterhalten wird, daß der Lehrer den größten Teil des angemessenen Verhaltens ignoriert und folglich dem abweichenden Verhalten seine Aufmerksamkeit schenkt. Ist erst einmal das Zielverhalten herausgestellt und die Basisrate dieses Verhaltens ermittelt, wird es dem Lehrer viel bewußter, wodurch abweichendes Verhalten aufrechterhalten wird. Damit wird es auch leichter für den Lehrer, abweichendes Verhalten zu übergehen. Häufig ist es aber schwer, angemessenes Verhalten adäquat zu verstärken, was besonders dann zutrifft, wenn ein Schüler mit Problemverhalten schlecht auf soziale Verstärkung anspricht. Außerdem ist es schwierig, soziale Verstärker von allgemein bekanntem und anerkanntem Wert zu verabreichen. Bewirken zwei »Danke schön« soviel wie ein Lächeln? Ist das Lächeln am Montag genauso gut wie das am Freitag? Für einen Lehrer ist es schwierig zu verfolgen, welcher Art die vergebenen sozialen Verstärker waren, so daß die Verstärkungsquote beibehalten wird. Die meisten Leute haben derart verinnerlichte und unbewußte Gewohnheiten soziale Verstärkungen zu geben, daß sie die von ihnen selbst ausgegebenen Verstärker genausowenig erkennen wie die erhaltenen. Sie sind im Umgang mit nicht-sozialen Verstärkern, die sie bewußt kontrolliert und sorgfältig verabreichen, viel gewandter. Fleißkärtchen oder Gutscheine sind für den Lehrer eine Quelle von verfügbaren nicht-sozialen Verstärkern. Ein solches System tendiert dahin, die Interaktionen zwischen Lehrer und Schüler zu formalisieren, so daß der Lehrer angemessenes Verhalten der Schüler besser erkennen und belohnen kann. Der Schüler lernt, bestimmte Verhaltensweisen zu zeigen und mit einem sehr wünschenswerten Endziel zu verbinden, nämlich dem Erhalt von Anerkennungssymbolen. Die Verstärkung durch solche Symbole führt ziemlich schnell zu einer Steigerung des angemessenen Schülerverhaltens.
Geld ist eine Art der Anerkennung, die uns allen geläufig ist. Wir sind mit dem Wert des Geldes so vertraut, daß wir oft vergessen, daß das Geld lediglich Dienstleistungen und Waren repräsentiert. Der Erhalt von Geld garantiert uns, daß wir uns gewünschte Waren und Leistungen kaufen können. Solch eine Anerkennung kann als starker positiver Verstärker dienen, der stellvertretend für die Dinge, die mit ihm erworben werden können, sehr viel einfacher darzubieten ist. Der Lehrer kann Anerkennungen erfinden, die für gewisse Verhaltensteile gegeben werden. Die Gutscheine wirken positiv verstärkend, weil sie eine Garantie auf den Erhalt der erwünschten Güter und

Privilegien darstellen und können außerdem noch einen gewissen intrinsischen Wert aufweisen. Gut gewählte Anerkennungen haben beide Eigenschaften.

Die Möglichkeit für solche Anerkennungen reichen von einfachen Marken bis zu bunten Papierstreifen. Eine Art der Anerkennung, die leicht herzustellen und auch wirkungsvoll ist, sind Snoopy-Karten. Snoopy-Karten können auf farbigem Papier abgezogen werden, das Motiv befindet sich auf Rechtecken von Visitenkartengröße. Die Schüler erhalten die Kärtchen als Belohnung für angemessenes Verhalten. Es können mehrere Zeichnungen im Unterricht benutzt werden, z. B. die Snoopy-Karte für gutes Sozialverhalten und die Charlie-Brown-Karte für eine bessere Lernleistung. Einige Lehrer bevorzugen Spielgeld. Das Spielgeld als positive Verstärker vermittelt den Schülern Kenntnisse über den Wert der verschiedenen Geldmünzen und -scheine und gibt ihnen Gelegenheit, das Geld zu wechseln. Normalerweise besteht das Spielgeld aus Papier und sollte wie das echte Geld gestaltet werden. Der Wert der Stücke sollte darauf vermerkt sein, z. B. 10 Pfennig, 50 Pfennig oder 1 DM.

Der sekundäre bzw. unterstützende Wert eines Anerkennungssymbols kommt zur Geltung, wenn der Inhaber den Gutschein beim Lehrer eintauschen kann. Es könnte z. B. der Gang zum Händewa-

Anzahl der Snoopy-Karten	Aktivität
1	Ein Getränk
2	5 Minuten in der Bibliothek
3	10 Minuten Lesen, Malen oder Spielen
4	Keine Hausaufgaben für ein Fach; holen Sie das OK ein; planen Sie voraus
5	5 Minuten Extra-Pause
6	Kaugummikauen am Morgen
7	10 Minuten Lesen, Malen, Spielen
8	Trinken und Kaugummikauen während des gesamten Morgens
10	15 Minuten Spiele
15	20 Minuten Malen
20	30 Minuten Turnen zusätzlich
25	Zwei Seiten im Lesebuch überschlagen; holen Sie das OK ein
26	1 Stunde Lesen, Malen, Spielen
27	1 Stunde Pantomime in der Klasse
30	Spielen für 1 1/2 Stunden, oder keine Hausaufgaben in allen Fächern, für einen halben Tag, sowie einen Pluspunkt

Abb. 9. Eintauschmöglichkeiten für Snoopy-Karten

schen, etwas zu trinken, einige Minuten Zeit im Aufenthaltsraum, das Privileg, für eine paar Minuten mit einem Freund reden zu dürfen, zusätzliche Pausen, bestimmte Filme oder Parties besuchen, etc. eingetauscht werden. Weitere Beispiele finden Sie in Abb. 9; die zeigt, welche sekundären Verstärker für Snoopy-Karten angeboten werden können.
Anerkennungssymbole haben wie Geld primären Wert. Lehrer berichten, daß die Kinder Snoopy-Karten regelrecht horten und sie nicht gegen einen sekundären Verstärker eintauschen. Das ist von Kind zu Kind unterschiedlich und ändert sich von Zeit zu Zeit, z. B. in Zeiten von besonderem Streß. Ein Lehrer berichtete, daß er am Tag der Weihnachtsfeier geradezu mit Snoopy-Karten überflutet wurde und daß die Kinder den ganzen Nachmittag zur Toilette gehen oder sich etwas zu trinken kaufen wollten. Einige Lehrer hatten nichts gegen das Sammeln der Gutscheine, andere betrachteten es als nicht wünschenswert, da die Anerkennungskärtchen gestohlen werden könnten, außerdem wirken neunzig Snoopy-Karten nicht so verstärkend wie zwei. Es hat gewisse Vorteile, wenn die Schüler die Kärtchen täglich oder wöchentlich eintauschen oder nach einem Plan für ein wichtiges, zukünftiges Ereignis sammeln. Eine Party, Schwimmengehen oder ein bestimmter Film sind Beispiele für solche zukünftigen Aktivitäten. Eine andere Lösungsmöglichkeit für das Problem des Hortens ist die gelegentliche Einführung neuer Symbole. Nach einer gewissen Zeit, die im voraus angekündigt wird, haben die alten keinen Wert mehr. Alte Kärtchen müssen dann ausgegeben, können aber nicht gegen neue eingetauscht werden. Manche Lehrer machen aus dem Zeichnen der Kärtchen eine Kunst. Ein Lehrer veranstaltete zweimal wöchentlich einen Wettkampf. Die Zeichnung des Schülers, der die meisten Zeitpunkte hatte, wurde dann als neues Fleißkärtchen eingeführt.
Wenn das Programm zur Verhaltensänderung sowohl in der Schule als auch im Elternhaus angelaufen ist, können Anerkennungen in beiden Bereichen Geltung haben. Einige Eltern wollen Schulverhalten und auch seine Konsequenzen zu Hause verstärken. Es ist möglich, den Eltern den täglichen Punktestand mitzuteilen, z. B. auf einer Karte, die der Schüler zwischen der Schule und zu Hause hin- und herträgt. Die Eltern können die gleiche Art von Gutscheinen zu Hause verteilen. Das ist besonders dann sinnvoll, wenn das Arbeitsverhalten des Schülers gefestigt werden soll. Die Anerkennungen, die der Schüler zu Hause für das Lernen erhält, werden in der Schule für das Pausenzentrum verwandt. Werden zu Hause und in der Schule die gleichen Methoden und Verstärkungen angewandt, dann ist es

wahrscheinlicher, daß das Verhalten, das in einer Situation konditioniert wurde, auch in der anderen wieder auftritt und sich ebenfalls weiter auf andere Situationen auswirkt.

Zeitpunkte

Zeitpunkte sind häufig angewandte Verstärker. Die Zeit ist ein Verstärker, den der Lehrer reichlich verfügbar hat und den er effektiv verteilen lernen sollte. Schulisches oder soziales Wohlverhalten verdienen Punkte oder Anerkennungssymbole für den Schüler. Diese Punkte und Gutscheine werden dann nach einer bestimmten Austauschrate in Zeit getauscht, z. B. 1:1, 5:1 etc. Die Zeit darf beispielsweise im Fitness-Raum, mit Lesen, mit Spiel verbracht werden, oder sie bedeutet früheren Schulschluß. Die verdienten Zeiteinheiten können auch gesammelt und für ein umfangreicheres zukünftiges Ereignis wie Zeit für einen bestimmten Film, einen Ausflug, oder eine Party eingetauscht werden.
Dem Lehrer ist es möglich, nur den oder die Problemschüler Zeitpunkte verdienen zu lassen oder aber er kann die gesamte Klasse einbeziehen. Der Lehrer, der die Zeit als Belohnung einsetzt, verbringt einen großen Teil seiner Zeit damit, durch die Klasse zu gehen und die beobachteten schulischen Leistungen zu verstärken. Die Arbeitseinheiten sollten im voraus festgelegt werden; außerdem sollte man ein einfaches Schema zur Auflistung der Daten erarbeiten. Wenn der Lehrer keine zusätzliche Hilfe hat oder selbst noch nicht ganz so erfahren ist, ist es ratsam, die Zeitpunkte nur an ein paar Schüler zu vergeben, bis er eine gewisse Routine hat. Danach können mehrere Schüler einbezogen werden.
Auch für den Gebrauch von Zeitpunkten als Verstärkung gilt wie bei anderen Verstärkungsmechanismen, daß der Verstärkungsplan umfangreich genug ist, um das erwünschte Verhalten langsam zu steigern. Zeigen die Daten einen leichten Anstieg dieses Verhaltens, befindet es sich unter der Kontrolle dieser Verstärkungen. Wir wollen uns nun zwei Beispiele ansehen, in denen in einer ersten Klasse mit Zeitpunkten gearbeitet wird.

Ein einfacher Plan für die verdiente Zeit

Abbildung 10 zeigt das Beispiel eines Planes für Zeitpunkte, der erfolgreich im ersten Schuljahr angewandt werden konnte. Der Plan kann auf Matrizen abgezogen werden, so daß der Schüler jeden Tag einen neuen erhält. Ein Plastikbogen, der mit wasserlöslichem Kugelschreiber oder Stift beschrieben werden kann, hat keine Einwände gegen fettige Butterbrote. Wenn nach Abschluß die Gesamttagespunkte auf die ständige Graphik übertragen wurden, kann der Plastikbogen abgewischt und am nächsten Tag erneut benutzt werden. Hier ein Beispiel für die Benutzung einer solchen Folie:

Tim war in der ersten Klasse. Meistens war er nicht auf seinem Platz. Die Eltern waren einverstanden, die über ein Jahr gehende medikamentöse Behandlung abzusetzen, weil sie über Tims leeren Blick besorgt waren. Tims Lehrer wollte ihm beibringen, sitzen zu bleiben und während immer längerer Zeitintervalle zu arbeiten. Er ermittelte die Basisrate für Tims Verhalten »Sitzen am Platz« und stellte fest, daß sie bei 2,3 Minuten pro Verhaltenszyklus lag. In einem Gespräch mit den Eltern erfuhr er, daß Tim gerne Süßigkeiten aß. Deshalb entschloß er sich, Bonbons als Verstärker anzuwenden. Tim bekam einen Zeitplan und einen Zeitnehmer auf seinem Tisch angebracht, der zu Beginn auf einen 2.5-Minuten-Takt eingestellt war. Wenn die Glocke ertönte und Tim während des gesamten Intervalls auf seinem Platz gesessen hatte, ging der Lehrer zu ihm und tat folgendes:

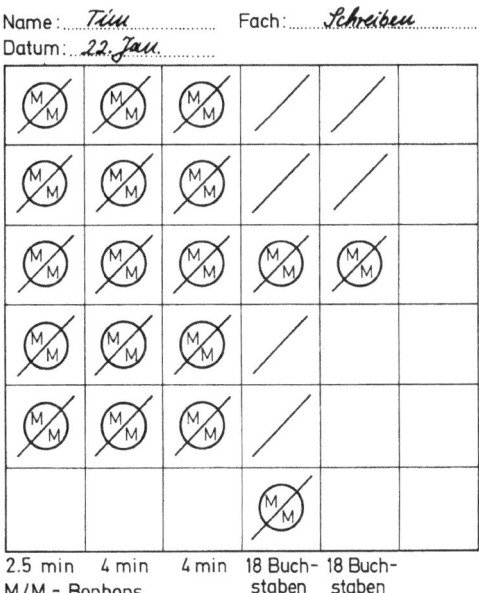

Abb. 10

1. Er lobte Tim mit den Worten »Tim, das war sehr gut. Du hast wirklich still gesessen. Das gefällt mir.«
2. Er machte mit einem Spezialstift einen Strich in das Feld.
3. Er legte ein Bonbon in das Feld. Tim strahlte bis über beide Ohren, als er das Bonbon in den Mund steckte.

Nach dem 2.5-Minuten-Intervall wurde der Zeitnehmer auf ein 4-Minuten-Intervall umgestellt. Nach diesem Plan verdiente Tim zehn Bonbons. Dann wurde auf ein Quotenprogramm umgestellt. Beim Schreiben mußte Tim drei Reihen von je sechs Buchstaben ausfüllen, bevor er seine Hand heben durfte. Er bekam ein Lob und eine Anmerkung im Plan für jede richtige Zeile und für jeweils drei richtige Zeilen ein Bonbon. Ähnliche Programme gab es für die Fächer Lesen und Rechnen. Das Programm funktionierte so gut, daß sich Tim nach sechs Tagen dafür entschied, eine kleine Schokolade für 150 richtige Verhaltensweisen zu erhalten. Für je 15 richtige Reaktionen bekam er einen Pluspunkt. Er befand sich nur noch einmal innerhalb von 40 Minuten nicht auf seinem Platz. Sein gutes Schulverhalten wurde durch soziale Verstärkung aufrechterhalten und zusätzlich bekam er alle neun Minuten ein Zeichen im Plan. Er schaffte über siebzig richtige Reaktionen in der Stunde. Das war um mehr als zehnmal besser im Vergleich zu dem, was er zwei Wochen zuvor geleistet hatte.

Der Plan für die verdiente Zeit kann mit jeder Art von Sekundärverstärkern verknüpft werden. Die Pluspunkte werden addiert und in Zeiteinheiten oder Einheiten des gewählten Verstärkers umgerechnet. Ein Lob, ein Streicheln oder ein Pluspunkt im Zeitplan erhalten eine hohe Rate des angemessenen Verhaltens aufrecht.

Ein weiterer Plan für Zeitpunkte

Abbildung 11 zeigt den Plan einer komplexeren Zeitauflistung. Ein ähnlicher Plan wird vom Experimental Education Unit der Universität Washington, Seattle, verwendet. Harold KUNZELMANN, der diesen Plan erarbeitet hat, will ihn zur Auflistung aller Schuldaten erweitern. Der Plan in Abbildung 11 umfaßt 40 Minuten, also ungefähr eine Schulstunde. Einige dieser Pläne reichen also aus, um die Daten eines Schulmorgens zu sammeln.

Nehmen wir an, daß John, ein Junge aus dem dritten Schuljahr, zu Beginn eines Schultages in die Klasse kommt und seinen Zeitplan von einem Stapel auf dem Pult nimmt. In der ersten Stunde steht Rechnen auf dem Plan. John muß sich zuerst setzen und mit seiner Arbeit

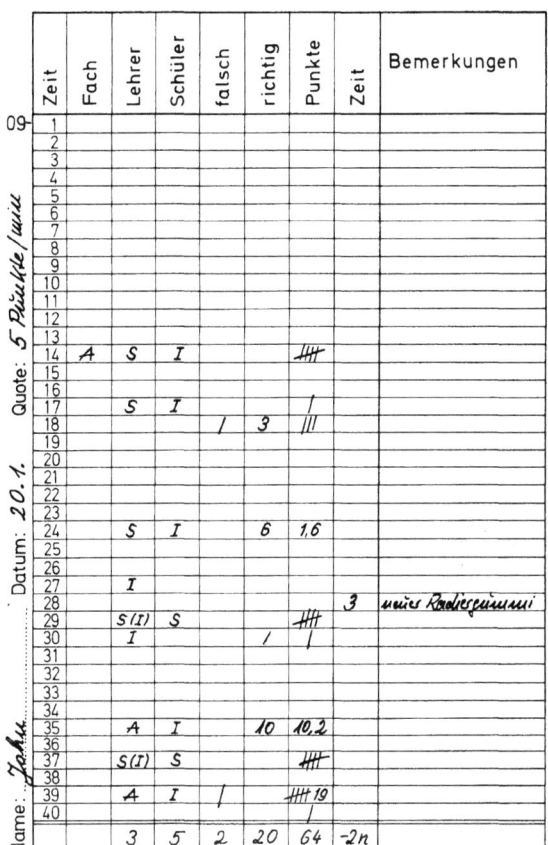

Abb. 11

beginnen. Die Anweisung kann an der Tafel angebracht sein; da John aber noch ein junger Schüler ist, muß er ruhig sitzen bleiben und seine Hand heben bis der Lehrer zu ihm kommt und ihm die Instruktionen erteilt. John geht auf seinen Platz, schaut dann aber aus dem Fenster und fängt an, seinen Radiergummi zu zerpflücken. Der Lehrer beachtet ihn nicht. Andere Jungen und Mädchen sind ebenfalls bereits in der Klasse und arbeiten schon. Einige erreichen den Punkt, an dem sie haltmachen sollen; sie heben die Hände, damit der Lehrer ihre Aufgaben nachsieht. Der Lehrer sieht nach und verstärkt ihre Anstrengungen mit Lob und Punkten. John wird sich der Tatsache bewußt, daß seine Mitschüler Punkte machen und er nicht. Er weiß, daß er nicht die volle Pause haben wird, wenn er bis zur ersten großen Pause nicht zehn Minuten verdient hat. Um 9.14 Uhr hebt John die Hand. Innerhalb einer Minute kommt der Lehrer oder sein Helfer zu ihm. Auf dem Plan wird eine I vermerkt, was besagt, daß John von sich aus einen Kontakt hergestellt hatte. »John, ich sehe, du kannst jetzt mit der Arbeit anfangen. Das ist fein. Du kannst Dir dafür fünf Punkte eintragen.« John macht 5 Striche in der Punktespalte. Der Lehrer zeigt auf den Rechenplan (vgl. Abb. 12). »John, hier kannst Du das erste Mal aufhören. Jetzt kannst Du anfangen.« Der erste Haltepunkt kommt nach fünf Aufgaben. Ein gerader Strich markiert diesen Punkt. Auf dem Plan trägt der Lehrer ein M (Mathematik) in die Spalte für das Fach um 9.14 Uhr und ein S in der Spalte Lehrer ein, um die Punktzahl abzuzeichnen; im Weitergehen klopft er John leicht auf die Schulter.

John beginnt zu arbeiten. Er macht drei Aufgaben fertig, aber bei der vierten tauchen Schwierigkeiten auf. Er bittet den Lehrer um Hilfe. Dieser kümmert sich aber nicht um ihn. John sieht in der Klasse umher. Keiner sieht ihn an. John hebt die Hand. Innerhalb von

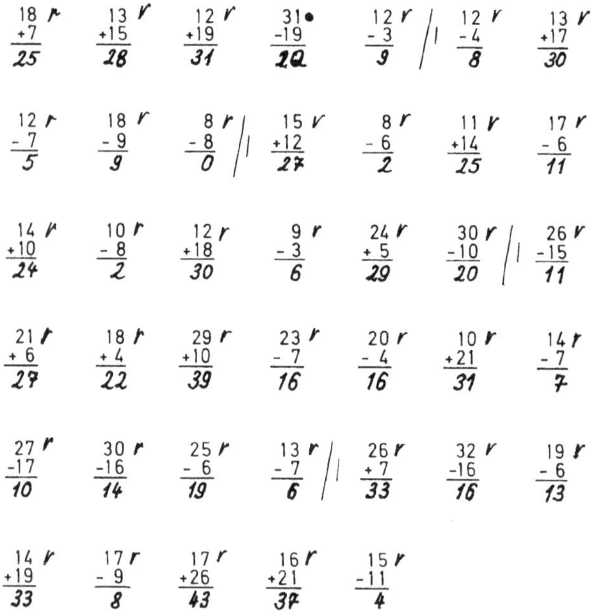

Abb. 12. Einfache Rechenaufgaben

Sekunden steht der Lehrer neben ihm. »So bittet man um Hilfe. Das ist fein. Du kannst dir einen Punkt dafür anrechnen. Jetzt laß einmal deine Arbeit ansehen.« Um 9.17 Uhr trägt John einen Punkt ein. Der Lehrer setzt in die Lehrerspalte ein S und in die Schülerspalte eine I, was zeigt, daß John den Sozialkontakt begann. Der Lehrer zeichnet diesen Punkt ab. John und der Lehrer sprechen über das Problem in Aufgabe 4 (er hat addiert, anstatt zu subtrahieren). Der Lehrer setzt eine 1 in die Fehlerspalte. Bevor er weggeht, sieht er, daß John die Aufgaben 1–3 richtig gelöst hat. »Alle drei sind richtig. Du kannst dir drei Punkte anschreiben. Es ist 9.18 Uhr. Du siehst wie das geht. Du hast gut angefangen, mach doch bis Aufgabe 10 weiter.«
John arbeitet bis Aufgabe 10 weiter und hebt seine Hand. Der Lehrer ist sofort bei ihm. Er bekommt eine I in die Schülerspalte. »Du arbeitest wirklich gut. Schreibe Dir einen Punkt für stetiges Arbeiten auf.« John erhält den Punkt, und der Lehrer zeichnet ab. Er sieht die Aufgaben 4–10 nach; alle sind richtig, und er hakt sie ab, nur Aufgabe 4 nicht. »John, ich kann das hier nicht lesen, nimm deinen Radiergummi. Du bekommst sechs Punkte. Die ersten drei sind auch richtig, und die vierte werde ich nachsehen, wenn du sie sauber wieder hingeschrieben hast.« Dann sieht der Lehrer den völlig zerkleinerten Radiergummi auf dem Boden liegen. Er geht schnell weg. Um 9.27 kommt der Lehrer wieder vorbei und sieht John nur so dasitzen. »Was ist los, John?« fragt er ihn und setzt eine I in die Lehrerspalte. »Ich habe keinen Radiergummi.« »Das ist Pech; ich verkaufe dir einen. Er kostet zwei Minuten. Laß sehen, du hast jetzt zehn Punkte. Willst du einen?« John nickt. Er legt einen neuen Radiergummi auf den Tisch, trägt 9.28 Uhr ein sowie eine 2 unter Zeit – und unter Kommentar »Radiergummi«. Sie sehen, daß John sechzehn Punkte verdient und zehn davon benutzt hat. Beachten Sie, daß die Quote 5:1 bedeutet: fünf Punkte entsprechen einer Minute. Das ist Johns derzeitige Verstärkungsquote.
John nimmt seine Arbeit wieder auf. Er hat gerade eine weitere Aufgabe vollendet, als sich der Assistent zum Lehrer wendet und sagt: »Wie gut John arbeitet, meinen Sie nicht, daß er dafür eine Minute verdient hat?« Der Lehrer stimmt zu und lobt John, der sich fünf Punkte und ein S in der Spalte ‚Schüler' eintragen darf. Sein Sozialverhalten, nicht aber richtige Lösungen im Rechnen brachte ihm die eine Minute ein. Der Lehrer und sein Helfer bemühen sich sehr, John an der Arbeit zu halten und zu verhindern, daß John für einen neuen Radiergummi zwei Minuten verliert, der den alten, der ihm zu seiner Zerstreuung diente, ersetzen soll. Es ist 9.29 Uhr. John arbeitet weiter, und der Lehrer sowie der Assistent verstärken ihn

immer, wenn er die Hand hebt, um sie zu sich zu rufen, oder wenn er einen Abschnitt still bearbeitet hat.
Um 9.30 Uhr geht der Lehrer auf John zu und kontrolliert seine Arbeit. John hat die Lösung von Aufgabe 4 ausradiert und die richtige hingeschrieben. Der Lehrer löscht den Punkt und schreibt ein »richtig« daran. John ist jetzt fertig und hat einen Bogen vor sich, auf dem alles mit »richtig« markiert und oben in der Ecke mit 100% versehen ist. Er wird diesen Bogen gerne mit nach Hause nehmen und den Eltern zeigen, damit diese ihn durch Lob verstärken können. Dieses Vorgehen entbindet den Lehrer nicht davon, darauf zu achten, wieviel Fehler John wirklich gemacht hat. Die Fehlersumme wird in der dafür vorgesehenen Spalte eingetragen, aber die richtigen Lösungen auf dem Papier wirken verstärkend, weil der Schüler immer mit einem richtig gelösten Blatt aufhört.
Nachdem John dafür verstärkt wurde, daß er Aufgabe 4 richtig korrigiert hat, bekommt er ein neues Pensum bis Aufgabe 20. Das zur Verstärkung notwendige Intervall wurde gestreckt. Die ersten Haltepunkte waren bei 5,10 und 20. Wegen seiner Schwierigkeiten mit Aufgabe vier hatte John Intervalle von drei, sechs, dann von einer und nunmehr von zehn Aufgaben. Das ist die Heranführung an das Ziel, eine Stunde mit nur einer einzigen Verstärkung zu rechnen. Um 9.35 Uhr erreicht John Aufgabe 20 und hebt seine Hand, um seine Aufgaben nachsehen zu lassen. Er erhält eine soziale Verstärkung sowie zehn Punkte für seine Rechenleistungen. Außerdem gibt es einen Zwei-Punkte-Bonus für sauberes Arbeiten. Der Lehrer macht die Eintragungen in den Plan und zeichnet ab. Um 9.37 Uhr verdient er nochmal fünf Punkte zusätzlich, weil er Sam und Art ignoriert hatte, als sie störten. Alle Kinder, die das taten, bekamen Sonderpunkte. Sam und Art hörten dann auch mit dem Raufen auf.
Zwischen 9.35 und 9.39 Uhr arbeitete John ziemlich hart. Er weiß, wenn er bis 9.40 Uhr fünfzig Punkte nicht erreicht hat, daß er dann auf zehn Minuten Pause verzichten muß. Um 9.39 Uhr hebt er seine Hand, und der Lehrer kommt zum Nachsehen. Er bekommt eine I in der Schüler-Spalte, dann stellt der Lehrer plötzlich fest, daß er acht Aufgaben mehr gerechnet hat. »John, du hast wirklich hart gearbeitet. Du bekommst fünf Punkte für besondere Anstrengungen. Jetzt laß mich mal deine 20 Aufgaben durchsehen.« Neunzehn Aufgaben sind richtig, eine ist falsch; John bekommt neunzehn Pluspunkte und einen Fehlerpunkt. Es ist 9.40 Uhr; es schellt. Der Lehrer macht mit John weiter, während sein Assistent diejenigen entläßt, die schon in die Pause gehen dürfen. »Wir wollen deine Punkte noch zusammenrechnen, John.« Der Lehrer zählt zusammen. »64 Punkte bei einer

Quote von 5:1. Das sind 12 plus vier Punkte. Ja, zwei Minuten für den Radiergummi weniger. Du bekommst 10 Minuten plus 4 Punkte, die du übertragen kannst. Du hast gut gearbeitet, du kannst hinausgehen.« Es ist 9.41 Uhr. John hat noch neun Minuten Pause. Er sollte sich mehr Zeit zum Durchsehen seiner Aufgaben genommen haben, aber das ist sein Problem.

Arbeitsabschnitte

Bei den Versuchen, die schulischen Leistungen zu steigern, ist die Zuhilfenahme von Arbeitsabschnitten wie oben beschrieben ratsam. Der Umfang der Verstärkung allein kann den Schüler nicht dazu bringen, einen ganzen Berg von Arbeit in einer bestimmten Zeitspanne zu schaffen. Das Verstärkungsintervall muß so kurz sein, daß die Verhaltensquote stetig steigen kann. Ein Pfennig pro Minute wirkt besser als eine Mark pro Stunde. Anweisungen werden in kleine Arbeitsabschnitte aufgeteilt. Diese Arbeitseinheiten werden ausgewählt, um ein durchgängiges Verstärkungsprogramm für den Schüler zu gewährleisten. Die Längen der Arbeitsintervalle werden in dem Maße erweitert, wie es das Verstärkungsprogramnm bezüglich seiner Kontrolle zuläßt.
So beobachtete man z. B. bei Eddy, einem Schüler aus dem zweiten Schuljahr, daß er hauptsächlich das Verhalten des »toten Mannes« zeigte. Wenn man ihn fragte, warum er so viel Zeit damit verbringen würde, herumzustarren, antwortete er: »Ich komme nicht weiter.« Der Lehrer bat ihn, seine Hand zu heben, wenn er nicht weiter wisse. Die Beobachtung ergab, daß er seine Hand nun auch nicht häufiger hob. Ferner ergaben die Verhaltenszyklen, daß sein durchschnittliches Arbeitsintervall 2.3 Minuten dauerte und er in dieser Zeit gewöhnlich 1.8 Aufgaben beendete. Eddy wurde nach einem kleinen Quotenprogramm verstärkt, das wie folgt aussah:
Für jede fertige Antwort im programmierten Lehrbuch bekam er ein Bonbon. Er mußte einen Arbeitsabschnitt fertig machen und dann die Hand heben. Für jedes Hand-Heben gab es einen Punkt. Nach jeweils zwei kleinen Abschnitten durfte er anhalten. Das war nur etwas mehr als eine Basisrate von 1.8 Reaktionen pro Arbeitsintervall. Zwei Lösungen und ein Hand-Heben brachten Eddy drei Bonbons bei jedem Haltepunkt ein. Nach zwölf Verstärkungsintervallen wurden die Abschnitte vergrößert, daß Eddy vier Lösungen bringen mußte, um für das Hand-Heben im Anschluß daran verstärkt zu werden. Das ging so weiter, bis Eddy 112 Reaktionen in einer Stunde

zeigte, wofür er mit gelegentlichem Lob und seinem täglichen Goldstern verstärkt wurde.
An Johns Beispiel haben wir gesehen, wie viele alltägliche Unterrichtssituationen leicht gehandhabt werden können, wenn dem Lehrer bestimmte Verstärker zur Verfügung stehen und in Einklang mit den Regeln des operanten Konditionierens verwendet werden. Zwei zusätzliche Mechanismen in einer hypothetischen Klassensituation sollen im folgenden noch erklärt werden. Einer dieser Mechanismen besteht darin, daß sich John seine Pause dadurch verdient, daß er bis 9.40 Uhr zehn Minuten herausgeholt hat.

Verhaltensminima

Einige Lehrer machen alle Aktivitäten mit hoher Auftretenswahrscheinlichkeit von einem Punkteminimum abhängig. John müßte also zehn Punkte in einer Stunde machen, um sich eine volle zehnminütige Pause zu verdienen. Er muß die Punkte verdienen, um pünktlich zum Mittagessen zu kommen, um am Kunst- und Turnunterricht teilzunehmen zu können. Wenn der Schüler die erforderliche Zeit nicht verdient hat, kann er sich nicht mit gerne ausgeübten Aktivitäten befassen. Tränen oder nasse Hosen – wenn das z. B. die Mittel sind – sollten den Schüler nicht entschuldigen, seine Aufgaben nicht bis zu den verdienten Punkten durchzuführen. Ist der Verstärker wirkungsvoll, das Programm umfangreich genug und beziehen sich die Punkte auf genügend kleine Verhaltenseinheiten, dann wird der Schüler die nötige Punktanzahl erreichen.
Im vorigen Beispiel mußte John seine Arbeit fertig machen, seine Minuten und Punkte zusammenzählen, bevor er um 9.40 Uhr in die Pause konnte. Bummeln ging auf Kosten seiner Pause. Bevor der Lehrer die Punkte nicht abgezeichnet hatte, konnte er beim Schellen nicht in die Pause. Die in der ersten Stunde verdienten Punkte dienen nicht nur der ersten Pause, sondern summieren sich auch für die Mittagspause. Zwei Minuten werden ihm für den Gang zur Toilette zugestanden, alles andere muß sich John verdienen. Wenn er bis 10.00 Uhr mehr als 10 Minuten verdient hat, oder aber mehr als 30 Minuten bis zum Mittag, kann er diese Freizeit hinten im Klassenzimmer mit etwas Angenehmem wie Flugzeug-Modelle bauen verbringen oder sie für einen Film am Ende des Monats anstehen lassen. Auch wenn die Zeit eines Lieblingsfaches naht und der Schüler die notwendigen Punkte für adäquates Verhalten nicht erreicht hat, sollte er in der Klasse bleiben und so lange weiterarbeiten, bis die

Punkte gesammelt sind oder diese Arbeit fertig ist. Wenn die Schüler diesen Grundsatz »keine Punkte – kein Spiel« einmal erkannt haben, finden sie meistens Wege, ihre Punkte so gut auszugleichen, daß sie immer genug verdienen. Der Lehrer muß darauf achten, daß ein Schüler, der noch nicht genug Punkte hat, nicht durch das Zurückbleiben in der Klasse verstärkt wird. Diejenigen Schüler, die sich besonders hilflos geben und gerne weinen, erhalten schnell beruhigende und aufmunternde Reaktionen von seiten des Lehrers. Aufmerksamkeit, die der Hilflosigkeit folgt, verstärkt diese nur.

Ansammeln von ersparter Zeit

Wenn mit ersparter Zeit verstärkt wird und wenn die gerne ausgeübten Aktivitäten nicht durch ein Minimum an Anforderungen kontrolliert werden, vergeuden junge Schüler oder solche mit Verhaltensproblemen ihre verdiente Zeit genauso schnell, wie sie sie angesammelt haben. Sie verdienen eine Minute und verbrauchen sie; sie verdienen zwei Minuten und verwenden diese ebenfalls für irgend etwas, etc. Das ist normal, und innerhalb einiger Tage gehen die Schüler dazu über, mehr Zeit anzuhäufen. Der Lehrer kann das fördern, indem er wertvollere Verstärker an höhere Punktezahlen bindet. Z. B. »Für fünfzig Punkte darfst du fünf Minuten eher nach Hause gehen. Willst du jetzt schon alle deine Zeitpunkte aufbrauchen?«

Eigene Listenführung

In dem oben genannten Beispiel listete John seine Punkte und seine Zeit selbst auf. Wenn es um Zeitpunkte geht, kann man den Schülern leicht beibringen, ihre eigenen Zeitpläne zu erstellen. Das hat einen zweifachen Effekt. Für den Lehrer verringert sich der Arbeitsaufwand. Es macht den Gebrauch von Zeitpunkten einfacher und wird deshalb lieber ausprobiert und fortgesetzt. Ein zweiter Vorteil liegt darin, daß der Schüler wesentlich mehr am Programm zur Verhaltensänderung beteiligt wird. Es wird etwas »mit ihm« gemeinsam und nicht nur etwas »für ihn« gemacht. Das Auflisten der eigenen Punkte läßt die Verstärkung zu einem Ereignis werden, an dem der Schüler aktiv teilnimmt. Diese Teilnahme macht es wahrscheinlicher, daß die schulischen Reize durch die Selbstverstärkung schneller unter Kontrolle gelangen. Der Schüler lernt besser; er wird nicht nur zum

besseren Schüler gemacht. Auf die operante Selbstkontrolle werden wir in Kap. 11 näher eingehen.
Der Lehrer kann ganz einfach die Richtigkeit des vom Schüler ausgefüllten Bogens überwachen. Er kann den Schüler auffordern, seine Schularbeiten, für die er Punkte eingetragen hat, vorzuzeigen. Die Punkte für das Sozialverhalten können auf einer anderen Tafel für die gesamte Klasse festgehalten werden. Diese Tabelle führt der Lehrer mit sich. In dem o. a. Beispiel von John wurden diese Pluspunkte für soziales Verhalten in der Spalte »Lehrer« eingetragen. Diese Technik ist so lange gut, solange der Lehrer die Arbeit des Schülers oft genug nachsehen und sich die Punkte merken kann. Gelegentlich fordern die Schüler Sonderpunkte, die sie nicht nachweisen können. Normalerweise sollte außer der verursachten Verlegenheit, die Arbeit nicht vorweisen zu können und unnütz Zeit vergeudet zu haben, die besser für weitere Pluspunkte benutzt worden wäre, keine Strafe vergeben werden. In jedem Fall sollte der Lehrer ein Verifikationsschema einsetzen, so daß die Schüler ihre Gesamtpunktzahl nicht manipulieren können.

Digital-Uhren

Wenn es sich um jüngere Kinder handelt, ist es sinnvoll, eine sofort ablesbare Digital-Uhr zu verwenden. Das hilft Kindern im ersten und zweiten Schuljahr, genau nach Zeit zu arbeiten. Zusätzlich können die Schüler lernen, die Armbanduhr abzulesen, wenn diese neben der Digital-Uhr liegt.

Eigene Zeiteinteilung

Wenn der Schüler neben dem Punkte-Plan einen Zeitnehmer mit Minuteneinteilung besitzt, kann er sie auf die jeweilige verdiente Zeit einstellen. Er kehrt dann zu seinem Platz zurück, wenn die Uhr läutet. Ein sofortiges eigenständiges Zurückkehren an den Platz wird durch gelegentliche Bonuspunkte für dieses verantwortungsbewußte Verhalten gefestigt. Muß der Lehrer den Schüler daran erinnern, wieder auf seinen Platz zu gehen, bekommt er keine Zusatzpunkte und kann eventuell sogar bestraft werden. Wenn die Uhren verdient werden müssen und sie als Statussymbol bei den einzelnen Schülern gelten, werden sie auch vorsichtig behandelt. Viele Lehrer haben diese Erfahrungen gemacht; eine teure Ausstattung wird sorgfältig behandelt, wenn sie Belohnung für verantwortliches Verhalten ist. Der Besitz und die Benutzung dieser Dinge sind dann Ehrensache.

Initiieren von Kontakten

In dem Plan der Abb. 11 gibt es eine Spalte »Lehrer« und »Schüler«. In jeder verbalen Interaktion zwischen den beiden ist einer der Initiator des Kontaktes. Das wird in der entsprechenden Spalte vermerkt. Schüler, die vornehmlich »Toter-Mann-Verhalten« zeigen, initiieren nur selten den Kontakt zum Lehrer. Eddy z. B. hatte auf diesem Gebiet ein Defizit. Schüler wie Eddy nehmen nur selten soziale Kontakte mit anderen auf. Wenn andere Kinder oder Erwachsene Kontakt zu ihnen suchen, reagieren solche Kinder gewöhnlich mit einem wortkargen Gespräch, ausdruckslos und mit wenig Interesse daran, das Verhalten der anderen, nämlich ihre Bekanntschaft zu machen, in irgendeiner Form zu belohnen. Diese Kinder zeigen wenig Aktivitäten, haben nur wenig Freunde, weisen schlechte Schulleistungen auf, und sie werden oft als »zurückhaltend, bekümmert« und »ängstlich gegenüber neuen Situationen« angesehen.
Ein Weg, sowohl das soziale als auch das schulische Verhalten solcher Kinder zu verbessern, besteht darin, häufiger Kontakt mit ihnen herzustellen. Zuerst muß man die Basisrate an Interaktionen feststellen. Neben dem Zählen der Anzahl von Interaktionen von seiten des Schülers in einem Zeitintervall wird die Anzahl der Interaktionen von seiten des Lehrers genauso aufgelistet. Werden die beiden Daten in das Verhältnis gesetzt, kann man sehen, ob die meisten Kontakte vom Lehrer ausgehen. Wenn das der Fall ist, dann hat der Lehrer seine Aufmerksamkeit zu sehr auf das »Toter-Mann-Verhalten« gerichtet. Dies wird dadurch geändert, daß Verstärker von der Kontaktaufnahme durch den Schüler abhängig gemacht werden. Der Schüler wird verstärkt, wenn er aufzeigt, um Hilfe bittet, wenn er neue Informationen in das Klassengespräch einfließen läßt oder wenn er dem Lehrer angeregt antwortet. Verfolgt der Lehrer die Häufigkeit der Kontaktaufnahme, kann er sicher sein, diese Interaktion von seiten des Schülers zu verbessern und seine eigene zurückzustellen.

Die Pausenzone

Die Pausenzone ist ein weiteres Mittel der Verstärkung. In dieser Zone wird der Schüler wirklich für angemessene Verhaltensweisen belohnt. Dieses Zentrum enthält alle Dinge, die das Interesse des Schülers wecken und ihn anreizen, soviel Zeit wie möglich dort zu verbringen. Besonders jüngere Kinder werden große Freude an der Benutzung einer alten Schreibmaschine, am Malen und Zuschneiden, am Färben, Weben oder Spielen haben. Große Pappkartons werden schnell zu faszinierenden Häusern, Booten, Autos oder Betten umgestaltet. Einige Lehrer lassen sogar Kleintiere im Klassenzimmer zu. Einige Klassen besitzen Ameisenfarmen, Aquarien, Frösche, Kröten, Meerschweinchen und Schildkröten. Die Schüler werden ihre verdiente Zeit am liebsten in diesem Zentrum verbringen, wenn ihre Haustiere dort untergebracht sind. Die Tiere benötigen Futter und Zuwendung und müssen auch beobachtet werden. Die Schüler werden es als Auszeichnung empfinden, die Tiere füttern zu dürfen, und arbeiten dafür. Wie schon ein Grundschullehrer sagte: »Wissen Sie, eine Kröte zu füttern, ist schon so eine Sache. Sie picken mit einem Zahnstocher in ein Hamburger, halten ihn ein paar Zentimeter vor die Kröte und husch! Die Kleinen sind fasziniert.« Ein anderer Lehrer erlaubte den Schülern, während ihrer verdienten Zeit mit dem Meerschweinchen zu spielen. Für 25 Sterne durfte ein Schüler sogar das Meerschweinchen mit nach Hause nehmen.

Andere Verstärker, die sowohl jüngeren wie älteren Schülern Spaß machen, sind Schallplattenspieler und Schallplatten, Radio oder Fernsehen. Die gebotenen Möglichkeiten, entweder eine gerade populäre Platte oder eine Rockgruppe im Radio zu hören, wirken verstärkend. Zuviel Lärm kann durch Kopfhörer vermieden werden. Viele Kinder können stundenlang Trickfilme sehen. Warum sollte man dies nicht ausnutzen, um schulische und soziale Verhaltensweisen zu verstärken? Ältere Schüler messen Bastel- oder Hobbyarbeiten wie Auto- oder Flugzeugmodellen und künstlichen Blumen großen Wert bei. Die Anfertigung von topografischen Karten hat für viele Schüler besonderen Reiz. Auch für die höheren Grundschulklassen bzw. Oberschulen können adäquate Verstärker im Unterricht gefunden werden. Die Unterhaltung mit dem Freund oder der Freundin gehört zu den besonders wirkungsvollen Verstärkern. So könnte man älteren Schülern erlauben, ihre verdiente Zeit im Gespräch mit anderen, die ebenfalls Zeit verdient haben, zu verbringen. Teenager lesen gerne, finden aber selten ein interessantes Angebot in der Bücherei vor. Dieses Angebot muß entsprechend gestaltet werden: Auto-, Motorrad-, Boot-, Ski- und Surfzeitschriften werden von Jungens verschlungen, auch einige Taschenbücher mit Sex-, Kriminal- oder Abenteuerthemen. Mädchen werden romantische Erzählungen, Musikartikel, Berichte über Popgruppen, Filmschauspieler, Mode und

Kosmetik bevorzugen. Das jeweilige Interesse an Büchern von beiderlei Geschlecht kann man am besten an den aus der Bücherei entwendeten Büchern ermitteln. Die Bibliothekarin wird Ihnen die Titel nennen können. Versetzen Sie sich in den Schüler, wenn Sie die Verstärker aussuchen. Fragen Sie sich: »Wenn ich so alt wäre, würde ich Interesse für die Dinge haben, die ich ihnen anbiete?« Sie können Ihre Schüler animieren, von zu Hause ihre Lieblingsspielzeuge, -spiele, -bücher oder -schallplatten mitzubringen. Diese Idee hat einen zweifachen Wert: erstens wissen Sie genau, daß der Schüler eine für ihn und seine Mitschüler wichtige Sache mitbringt, und zweitens erspart es Ihnen die Mühe, selbst für das Material zu sorgen.

Zugang zu diesem Zentrum und die Aufenthaltsdauer hängen von der vom Schüler damit verdienten Zeit ab, daß er angemessenes Schul- und Sozialverhalten zeigt. Der Schüler darf sich in dieser Pausenzone so lange aufhalten, wie er die geltenden Regeln befolgt und er Zeit verdient hat. Es muß klar sein, daß der Aufenthalt in diesem Zentrum etwas Besonderes ist und der Zugang dazu erst verdient werden muß. Ein Schüler darf das Zentrum erst betreten, wenn er die Zeit dafür verdient hat.

Benotung als Verstärkung

Das Thema Noten und Benotung ist – wie bekannt – dazu angetan, beim Lehrer Gefühle hervorzurufen. Wir wollen hier nicht den Versuch unternehmen, die Ethik der Benotung abzuhandeln. Die Meinung, daß Schulnoten absichtlich manipuliert werden, um als Verstärkung zu dienen, geht von zwei Annahmen aus:

Schüler gehen zur Schule, um soviel wie möglich vom vorgegebenen Lehrplan zu profitieren. Wenn Noten einen Anstieg der schulischen Leistung bewirken, sollen sie manipuliert werden. Wir wissen, daß Noten sehr wirkungsvolle Verstärker sind. In Kap. 6 gaben wir Beispiele, in welchem Maße Noten als Verstärker gelten können. In Abb. 9 konnten Snoopy-Karten in Noten eingetauscht werden, hier brauchte ein Schüler nicht zu arbeiten und erhielt trotzdem eine 1. Beachten Sie die Beispiele dieses Kapitels und des Kap. 8, in denen Noten als Verstärker benutzt werden. Die Notengebung sollte das Lernen erleichtern. Eine Benotung, die die schulische Leistung des Schülers behindert oder sogar schulische Leistungen zu schwächen droht, ist ungerechtfertigt. Ein Lehrer vergeudet angebrachte und effektive Möglichkeiten positiver Verstärkung, wenn er die Noten nicht für eine schulische Leistungssteigerung vergibt, sondern ein absolutes Leistungsniveau bewertet.

Noten können nach verschiedenen Systemen vergeben werden. Ein Lehrer präsentierte überzeugende Argumente gegen die Bewertung des absoluten Leistungsniveaus und brachte ein funktionsfähiges Alternativsystem ein. Er verwies auf eine gut untersuchte und dokumentierte Tatsache, daß Schulnoten nur gültige Prädikatoren für zukünftige Schulnoten sind. Es gibt nur eine niedrige Korrelation zwischen Schulnoten und späterem beruflichem Erfolg, Einkommenshöhe und andere Maße für sozialen Status in der realen Umwelt. Der Lehrer schlug vor, daß das »An-der-Sache-Bleiben« und Unabhängigkeit als Indikator für ein Überleben außerhalb der Schule gelten könnte. Er war der Ansicht, daß er diese beiden Attribute gut genug mit Noten bemessen könnte, und regte an, daß diejenigen Schüler, die allen Anweisungen rechtzeitig, vollständig und ohne Ermahnungen nachkämen, diese Attribute verhaltensmäßig zeigten. Die meisten seiner Schüler arbeiteten mit einem individuellen Programm. Das selbständige Auflisten der Daten war für sie die primäre Verstärkung. Der Lehrer gab Berichtskarten anhand von 3 Faktoren aus: Er bewertete selbständiges Lösen einer Aufgabe in einer 4-Punkte-Skala. Den Grad der Verbesserung hielt er ebenfalls auf einer 4-Punkte-Skala fest. Der Durchschnitt von beiden war die Note für Bemühung. Dazu kam die Note für das absolute Leistungsniveau. Die Note auf der Berichtskarte setzte sich aus dem Schnitt der Bemühung und dem absoluten Leistungsniveau zusammen. Nehmen Sie das Beispiel eines Schülers der 5. Klasse, der alle Aufgaben rechtzeitig und selbständig löste. Er erhielt 4.0 Punkte. Seine Mathematikleistung stieg im Benotungszeitraum von 4.0 auf 4.6 Punkte, zusammen immer noch 4.0 Punkte. Seine Note für Bemühung wurde mit $4.0 + 4.0 \times 1/2 = 4.0$ angesetzt. Das absolute Leistungsniveau wurde mit 1.0 bewertet. Damit berechnet sich die Gesamtnote mit $4.0 + 1.0 \times 1/2 = 2.5$, d. h. 3+.

Verstärker-Kontrolle

Nach dem PREMACK-Prinzip kann jede vom Schüler erwünschte Aktivität als Verstärker für solche Aktivitäten dienen, die weniger wahrscheinlich auftreten. Die Lehrer sollten sich über Dinge, die als Verstärker dienen können, viel bewußter werden. Sie sollten lernen, Schülern zuzuhören, wenn diese Wünsche oder Präferenzen äußern. Schüler liefern viele Schlüssel für Dinge, die als Verstärker dienen können. Immer wenn ein Lehrer einen Schüler sagen hört: »Das gefällt mir«, sollte er sich diese Bemerkung merken und sich dann fragen, wie der Schüler diesen Gegenstand verdienen kann, von dem er gerade sprach, welches Verhalten damit gefestigt werden soll und in welchem Umfang er diese Verstärkung anbieten kann.

Abstellen von Verhaltensweisen

Wir haben jetzt genug Techniken kennengelernt, um das Auftreten angemessener Verhaltensweisen zu erhöhen. Manche Schüler zeigen aber zuviel bzw. falsches Verhalten. In den folgenden beiden Kapiteln wollen wir solche Techniken vorstellen, die unerwünschtes Verhalten abschwächen.

8 Nichtverstärkung unerwünschten Verhaltens

Positive Verstärkung von angemessenem Schul- bzw. Sozialverhalten stellt das wesentlichste Mittel des Lehrers dar, um mit Problemverhalten fertig zu werden. Damit angemessenes Verhalten das unangemessene ohne einen Mehraufwand an Verstärkern ersetzen kann, müssen sich alle Verstärkungen auf das angemessene Verhalten beziehen. Unangemessenes Verhalten darf prinzipiell nicht verstärkt werden. Wenn es sich nun um einen Schüler handelt, der generell wenig Verhaltensweisen zeigt und die meiste Zeit damit verbringt, »Toter Mann« zu spielen, dann sollte letzteres Verhalten einfach ignoriert werden. Es ist für die meisten Lehrer aber viel schwieriger, den Schüler, der viel stört und ein stetiger Unruhefaktor ist, nicht zu beachten und nicht zu verstärken. Lehrer und Klassenkameraden reagieren meistens so, daß dieses Verhalten verstärkt und aufrechterhalten wird. Wir werden nun auf Techniken eingehen, die sicherstellen, daß das abweichende Verhalten kontinuierlich nicht verstärkt wird. Zunächst wollen wir festhalten, wie man verhindern kann, daß abweichendes Verhalten überhaupt auftritt.

Reizkontrolle

Eine Gewohnheit ist eine Verhaltensweise, die häufig aufgetreten und ebenso häufig verstärkt worden ist. Habituelle Verhaltensweisen erscheinen nicht zu jeder beliebigen Zeit, sondern dann, wenn die Umweltsituation vergangenen Situationen sehr ähnlich ist, in denen dieses Verhalten gezeigt und verstärkt wurde. Diese sehr ähnlichen Umweltbedingungen, die dazu führen, ein bestimmtes Verhalten zu festigen, nennt man diskriminative Reize. Diskriminative Reize sind Schlüsselreize, die das Auftreten eines bestimmten Verhaltens wahrscheinlich machen. Dieses spezielle Verhalten funktionierte in der Vergangenheit. Es wurde verstärkt. Schlüsselreize, die als diskriminative Reize dienen, lösen ein bestimmtes Verhalten bei den Schülern aus, für die diese Schlüssel eben als diskriminative Reize funktionieren. Werden dem Schüler keine solchen Schlüsselreize geboten, ist es

unwahrscheinlich, daß dieses bestimmte Verhalten gezeigt wird. Einige Schlüssel sind auch im Individuum selbst begründet; sie kommen nicht aus der sozialen Umwelt. Juckpulver ist ein Schlüsselreiz für Kratzen. Diesen Reiz kann man nicht durch Veränderung der sozialen Umwelt ungeschehen machen. Das meiste Fehlverhalten in einer Klasse kommt allerdings aus der sozialen Umwelt. Diese Schlüsselreize und das Verhalten, das sie auslösen, können dadurch unter Kontrolle gebracht werden, daß man die soziale Umwelt verändert. Wenn der Schüler diese Schlüsselreize nicht mehr erhält, wird er auch kein Fehlverhalten zeigen. Wenn Mary hinter John hergeht, wird er sich nicht am Kleid zupfen. Wenn Tom vom Spiel ausgeschlossen wird, weil man ihn nicht gewählt hat, wird er die Spieler auch nicht stören. Wenn Sally nicht kichert, wird Todd nicht sagen »Halt den Mund«.
Ein Schüler, der leicht ablenkbar ist oder ständig die Aufmerksamkeit auf sich zieht, wird dafür häufig von der Klasse verstärkt. Sein Verhalten kann von anderen Mitgliedern der Klasse hervorgerufen werden, indem diese die Schlüsselsituation herbeiführen, die sein Verhalten in Gang setzen. Man kann lernen, die Schlüsselreize, die abweichendes Verhalten hervorrufen, zu erkennen. Wir wollen uns eine Situation in einer Klasse ansehen, die den Lehrer zu dem Ausruf veranlaßt: »Ich verstehe das nicht. Sind John oder Alan nicht da, verhält sich die Klasse wie jede andere Gruppe auch, aber wenn diese beiden hier sind, scheint es dauernd Krach zu geben. Ich weiß nicht, wie ich das unter Kontrolle bringen soll.« John und Alan stimulieren gegenseitig ihr Fehlverhalten und zusätzlich das der Klasse. John bietet Alan die Schlüsselreize und umgekehrt. Es besteht kein Zweifel, daß jeder der beiden das Verhalten des anderen verstärkt, wie auch das der anderen Kinder in der Klasse. Wenn aber einer der Schüler fehlt, ist der diskriminative Reiz, der Auslöser, nicht vorhanden, und das Verhalten steht unter Kontrolle. Die Stimulus-Kontrolle besteht in der Identifizierung der Schlüsselsituationen, die als diskriminative Reize dienen, sowie darin, ihr Erscheinen zu verhindern. In dem o. a. Beispiel könnte John vielleicht in eine andere Klasse versetzt werden. John und Alan können auch in gegenüberliegenden Ecken des Klassenzimmers sitzen und intensiv mit einem Zeitverstärkungsplan für schulische Leistungen beschäftigt werden.

Konditionieren auf neue diskriminative Reize

Der größte Teil des abweichenden Verhaltens in einer Klasse kann von einem einzigen Schüler kommen. Eine sorgfältige Beobachtung ergibt allerdings in den meisten Fällen, daß andere Schüler die Schlüsselsituationen zu diesem Fehlverhalten liefern, indem sie den Namen des betreffenden Schülers flüstern, Grimassen schneiden, zu ihm hingehen, ihn mit Papierkugeln beschießen und dergleichen mehr. Die guten Gelegenheiten für solches Verhalten kann man abbauen, indem man auf eine sorgfältig durchdachte Sitzordnung achtet. Man kann den Tisch des Schülers so plazieren, daß er weder der Klasse noch dem Fenster gegenübersteht. Er kann hinter eine Sichtblende gesetzt werden oder hinter eine spanische Wand. Das abweichende Verhalten wird nicht mehr auftauchen, und zwar nicht, weil es verlernt wurde, sondern weil die Schlüsselreize und Verstärkungen fehlen. Wenn der Schüler aber nicht für angemessenes Verhalten verstärkt wird, das mit dem abweichenden unvereinbar ist, wird das Problemverhalten mit dem Erscheinen diskriminativer Reize wieder auftreten. Die Reaktionen auf diese diskriminativen Reize können geschwächt werden, indem man den Problemschüler nach und nach wieder in die normale Klassensituation eingliedert, während man gleichzeitig angemessenes Verhalten verstärkt. Durch die Verstärkung der Aufmerksamkeit auf neue schulische Schlüsselsituationen werden diese gefestigt, so daß sie normales Schulverhalten wesentlich wahrscheinlicher als abweichendes Verhalten machen. Schulische Schlüsselsituationen werden zu diskriminativen Reizen, die den Schüler dazu bringen, sich aufmerksam seiner Arbeit zu widmen und die Schlüsselreize für abweichendes Verhalten gar nicht mehr zu beachten. Sobald diese neue Gewohnheit durch eine umfangreiche Verstärkung fest genug konditioniert wurde, kann der Schüler wieder seinen alten Platz in der Klasse einnehmen. Eine Stimulus-Kontrolle ist dann nicht mehr notwendig.

Zufällige positive Verstärkung

Ein Schüler, der ständig von seinem Platz aufsteht oder ständig mit anderen Schülern redet, wird auch ständig vom Lehrer ermahnt. Die Tatsache, daß man mit diesem Schüler spricht und ihn ansieht, wirkt nicht aversiv auf ihn, sondern sogar sehr verstärkend. Ein Lehrer sollte einen solchen Schüler nicht beachten, wenn er nicht gerade allzu viel Unruhe stiftet, bzw. sollte den Schüler in solchen Situationen nicht ansprechen. Dieser Schüler sollte ignoriert werden. Das ist für den Lehrer sehr schwer zu erlernen. Die meisten von uns haben eine lange Geschichte hinter sich, auf Lärm oder andere aversive Reize so zu reagieren, daß wir aufspringen, böse blicken und scharfe Worte verlauten lassen. Die meisten Leute, Eltern und andere, von denen wir gelernt haben zu reagieren, handeln in genau der gleichen Weise. Natürlich ist es nicht die Intention der Person, die sich über ein solches Verhalten geärgert hat, dieses auch noch zu verstärken und zu festigen. Die Intention einer scharfen Reaktion liegt darin, dieses Verhalten abzuschwächen. Leider gibt es viele Daten, die zeigen, daß Lehrer durch ihre Aufmerksamkeit abweichendes Verhalten aufrechterhalten, ja manchmal sogar festigen. Die Aufmerksamkeit eines Erwachsenen ist häufig ein sehr wirkungsvoller Verstärker für das Verhalten von Kindern, abweichendes Verhalten eingeschlossen. PATTERSON fand heraus, daß das abweichende Verhalten von Problemkindern durchschnittlich bis zu 30% der Zeit seines Erscheinens verstärkt wird.[1] Es ist nicht weiter verwunderlich, daß ein Kind, dessen abweichendes Verhalten mit einem umfangreichen Programm verstärkt wurde, zu einem Problemkind wird. Das ist besonders dann der Fall, wenn das angemessene Verhalten zu weniger als 10% verstärkt wird.

Der Nörgel-Zyklus

Noch ironischer wirkt die Tatsache, daß die Schüler dem Lehrer das Nörgeln und Schimpfen beibringen. Wenn ein Schüler sich schlecht verhält, ist dies für den Lehrer ein aversiver Reiz. Der Lehrer hört mit seiner momentanen Tätigkeit auf, schaut zu dem Schüler hin und sagt: »John, sei still.« John ist ruhig – vielleicht nur fünf Sekunden lang, aber in diesen fünf Sekunden wird der aversive Reiz nicht dargeboten. Der Lehrer wurde für sein Nörgeln negativ verstärkt. Bei der nächsten Gelegenheit, bei der John wieder schwätzt, ist es wahrscheinlicher, daß der Lehrer wieder antwortet: »John, sei still.« Ein Teufelskreis: Der Lehrer verstärkt den Schüler positiv; dieser verstärkt den Lehrer negativ.

---

[1] PATTERSON, G. R., RAY, R., SHAW, D.: Direct intervention in the families of deviant children. Am. Psychol. Ass. (San Francisco, 1968).

Was kann getan werden?

Wenn der störende Schüler nicht ein chronischer Krachmacher ist, sollte er mit seinem Verhalten einfach ignoriert werden. Der Lehrer sollte seine Arbeit fortsetzen, nicht aufhören oder aufsehen. Der Krach wird sofort aufhören, wenn nicht ein anderer Schüler den Krachmacher verstärkt. In der typischen Klassensituation reagieren aber Lehrer und Schüler gewöhnlich auf jeden Lärm und auf jedes Verhalten. Das festigt das abweichende Verhalten. Wenn aber der Lehrer in der Klasse operante Techniken anwendet, kann er den Schülern schnell beibringen, die meisten Störungen zu ignorieren. Wenn ein erfahrener Lehrer diese operanten Techniken anwendet, hat er die Klasse schon zwei Wochen nach Schulbeginn so weit, daß sie den größten Teil der Störungen ignoriert. Alle Schüler werden nicht von ihrer Arbeit aufsehen, den Störenfried nicht beachten, nicht vom Platz aufstehen und keinen Kommentar abgeben. Das kann man jeder Klasse beibringen. Im allgemeinen sollte sich der Lehrer bei allen unangemessenen Verhaltensweisen neutral verhalten und nicht mit Aufmerksamkeit reagieren. Hat der Lehrer den Eindruck, der Lärm käme von einem chronischen Krachmacher, der nicht aufhören wird und der zu laut ist, sollte er besser eingreifen. In den nächsten beiden Absätzen werden wir in diesem Zusammenhang wirkungsvolle Techniken diskutieren.

Verwarnungen

Verwarnungen sollten nur spärlich erteilt werden und nur sehr vorsichtig. Eine Verwarnung sollte nur dann ausgesprochen werden, wenn ein Schüler die Regeln der Klasse verletzt und der Lehrer das Gefühl hat, dieses Verhalten nicht mehr ignorieren zu können. Dabei ist es gleichgültig, wie die Verwarnung gerechtfertigt wird; die Aufmerksamkeit des Lehrers folgt dem abweichenden Verhalten. Der Intention nach ist eine Verwarnung eine milde Form der Hemmung. In den meisten Fällen aber funktioniert sie nicht als Hemmung, sondern wie ein positiver Verstärker. Lehrer, die mit Verwarnungen arbeiten, gebrauchen viele davon. Die Schüler lernen, daß sie eine Regel zumindest einmal verletzen können, bevor der Lehrer etwas sagt. Bei der Verwarnung gilt, daß zumindest ein Verstoß nicht geahndet wird.
Dadurch, daß auf einen Teil des abweichenden Verhaltens Aufmerksamkeit folgt, wird der Schüler tatsächlich nach einem zufälligen,

nicht allzu umfangreichen Plan positiv für sein abweichendes Verhalten verstärkt. Solche Programme führen zu durchgängigen Gewohnheiten. Eine Verwarnung ist nur dann sinnvoll, wenn es wahrscheinlich ist, daß ein Schüler die betreffende Regel vergessen hat, so z. B. wenn eine neue Methode eingeführt worden ist. Sonst wird nämlich der Schüler von seiner Verantwortlichkeit entbunden. Unkonzentriertes, zerstreutes Verhalten ist das Ergebnis, wenn Ermahnungen oder Handlungen von anderen übernommen werden und Unverantwortlichkeit übersehen wird.

In einer gut funktionierenden Klasse sind Verwarnungen unnötig. Geringes abweichendes Verhalten ignoriert man besser. Verhalten, das nicht ignoriert werden kann, bekommt man am besten in den Griff, daß man mit logischen oder natürlichen Konsequenzen arbeitet. Der Verdienst von Freizeit oder Anerkennungssymbolen macht es leicht, Fehlverhalten mit wirkungsvollen Konsequenzen zu begegnen. Leider sind Verwarnungen meistens das Ergebnis der Tatsache, daß man keine richtigen Konsequenzen für abweichendes Verhalten anbieten kann. Ein Lehrer sollte sich nicht in die Situation begeben, eine Verwarnung auszusprechen, weil einerseits das Verhalten zu schwerwiegend ist, um es zu ignorieren, andererseits aber nicht schwerwiegend genug ist, um es durch entsprechende Konsequenzen zu unterdrücken. Scharfe Konsequenzen sind in einer Klasse nicht angebracht; außerdem gibt es keine wissenschaftlichen Beweise dafür, daß von der Gesellschaft rechtlich verabreichte Bestrafung wirksam wäre. Eher scheint das Gegenteil zuzutreffen: scharfe Konsequenzen stören das Lernen.

Abschwächung

Verhalten, das nicht verstärkt wird, wird abgeschwächt. Häufig gezeigtes abweichendes Verhalten eines Schülers wird durch Nichtverstärkung abgeschwächt. Lange Zeit haben die Lehrer die Schüler gezwungen, nach dem Unterricht nachzusitzen und x-mal zu schreiben »Ich werde beim Lesen keine Grimassen mehr schneiden«. Es besteht kein Zweifel, daß das Grimassenschneiden in der Klasse durch die Aufmerksamkeit der Gleichaltrigen verstärkt wird. Hoffentlich richtet sich die Aufmerksamkeit des Schülers nicht darauf, mit dem Lehrer allein sein zu wollen. Eine wirkungsvolle Anwendung der Abschwächung setzt voraus, daß der Schüler viele Reaktionen ohne Verstärkung zeigt. Z. B. muß ein grimassenschneidender Schüler durch 100 dieser Zyklen gehen und sie notieren. Der Lehrer ignoriert die Vorstellung und wird anordnen, weitere Verhaltenszyklen aufzuschreiben, wenn keine Folge geleistet wurde. Einer, der mit Papierkügelchen schießt, muß schon an die zweihundert Kugeln formen und verschießen, bis der Lehrer reagiert. Jemand, der chronisch Schimpfwörter von sich gibt, muß 150mal schreiben: »In der Pause habe ich Frau Z. . . . genannt.« Nach einer Abschwächungsphase müßten Sie ein Absinken der Gewohnheitsstärke beobachten. Um eine weitere Abnahme des abweichenden Verhaltens beizubehalten, ist es notwendig, das angemessene Verhalten zu verstärken, das das abweichende ersetzt. Wenn das nicht bewerkstelligt werden kann, wird das abweichende Verhalten wieder auftreten.

Gruppenkontrolle

Wenn eine ganze Gruppe von Schülern Lärm macht, sollte der Lehrer nach den gleichen Prinzipien vorgehen wie bei einem einzelnen Schüler. Er kann den Lärm ignorieren, d. h. mit allen Schülern dieser Gruppe nicht sprechen oder nicht nach ihnen sehen bis die Unruhe vorüber ist. Er kann sich z. B. hinsetzen und zu lesen beginnen, aus dem Fenster schauen oder sich sonst ablenken. Wenn nicht der Lehrer im Besitz der Kontrolle über Reize und Verstärkungen ist, wird ein Ignorieren des Lärms die Gruppe nicht veranlassen, damit aufzuhören. Die Gruppe würde sich selbst Schlüsselreize geben und sich auch selbst verstärken. In einem solchen Fall wird der Lehrer durch das Entziehen seiner Aufmerksamkeit die Wiederherstellung der Kontrolle nicht bewirken können. In den nächsten beiden Abschnitten gehen wir auf bessere Techniken ein, die die Kontrolle wieder herstellen.

Selbstkontrolle

Wie kann der Lehrer seine alte Angewohnheit, den Störenfried anzuschreien, abschwächen? Zunächst muß sich der Lehrer darüber bewußt werden, daß das Anschreien gegen seine eigentliche Absicht gerichtet ist. Der Lehrer kann sich das selbst vor Augen führen, indem er die Basisrate für das Problemverhalten des Schülers ermittelt. Er soll einfach die Anzahl der Störungen in einer Zeiteinheit messen, während der er den Störenfried genauso wie früher behandelt. Sinkt jetzt die Häufigkeit des Problemverhaltens? Wenn nicht, sollten Sie sich Gedanken darüber machen, was das Anschreien bewirkt.

Wenn sich der Lehrer einmal genauer mit dem Problemverhalten befaßt hat, dann wird ihm beim Zählen bewußt werden, wie er normalerweise auf das Verhalten reagiert. Das wird langsam zu einem diskriminativen Reiz für den Lehrer. Er wird sich des bevorstehenden Schreiens bewußt, bevor es ausgeführt ist, und er kann daraufhin sein Verhalten unter Kontrolle bringen. Es ist also in zweierlei Hinsicht nützlich, wenn der Lehrer über sein eigenes Verhalten Buch führt. Schon Benjamin Franklin tat das vor zweihundert Jahren und berichtete, daß er innerhalb von weniger als zwei Wochen die Kontrolle über sein Fluchen gewann. Er machte sich täglich Notizen.
In diesem Fall ist es auch möglich, daß der Lehrer einige seiner Schüler bittet, auf sein spezielles Verhalten zu achten und aufzulisten. Das kann dem Lehrer helfen, eine sehr schwierige Verhaltensgewohnheit unter Kontrolle zu bringen.

Ein wichtiger Aspekt

Verhalten, das nicht verstärkt wird, neigt dazu, anfänglich vermehrt aufzutreten (vgl. Abb. 13). Der Organismus reagiert mit häufigerem abweichendem Verhalten in der Erwartung, dafür verstärkt zu werden. Mit anderen Worten: Der Verstärkungsplan ist gestreckt worden. In den meisten Fällen führt das zu einem anfänglichen Anstieg des unerwünschten Verhaltens, bis es dann schließlich beschleunigt abnimmt. Das ist die kritische Phase. Wenn nur die Nichtverstärkung zur Senkung dieser Verhaltensrate angewandt wird, kann diese Phase zwei Wochen dauern. Man ist geneigt zu glauben, daß sich das

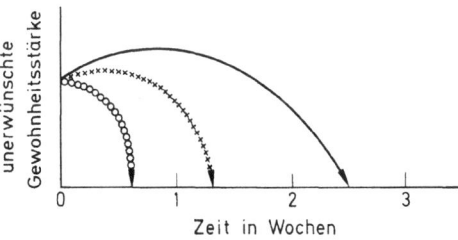

Abb. 13. Abbau einer Gewohnheit
——————— ausschließliche Nichtverstärkung von unerwünschtem Verhalten;
xxxxxxxxxxxx Nichtverstärkung des unerwünschten Verhaltens sowie positive Verstärkung des erwünschten Verhaltens;
oooooooooo Hemmung des unerwünschten Verhaltens sowie ständige positive Verstärkung des neuen, unerwünschten Verhaltens

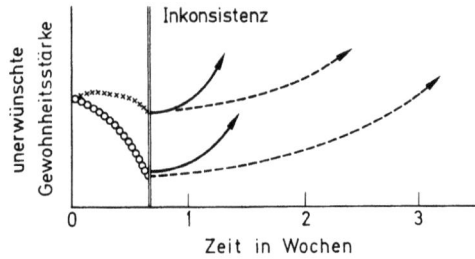

Abb. 14. Falscher Abbau der Gewohnheitsstärke

Problem verschlimmert, und hört auf, das unerwünschte Verhalten zu verstärken (vgl. Abb. 14). Wenn Sie die Nichtverstärkung des abweichenden Verhaltens weiterführen, sinkt es später und fällt auf ein akzeptables Niveau. Das alte Verhalten funktioniert aus der Sicht des Schülers nicht mehr. Das zwingt ihn dazu, neues Verhalten auszuprobieren, wobei der Lehrer den Schüler so anleiten kann, daß dieses Verhalten ein schulisch erwünschtes ist. Tritt das erwünschte Verhalten schließlich auf und wird genügend verstärkt, so wird die Rate des unerwünschten Verhaltens – zumal wenn es nicht verstärkt wird – möglicherweise innerhalb von maximal zwei Wochen verschwinden.

In jedem Falle sollte der Lehrer sich ruhig und sachlich verhalten. Die Haltung ließe sich wie folgt charakterisieren: »Das ist dein Problem. Du trägt die Konsequenzen. Wenn du dich anständig benimmst, wird dein Verhalten positiv verstärkt. Das wird dir gefallen. Wenn du Krach machen willst, wirst du nicht beachtet...«

Wenn Sie versuchen, abweichendes Verhalten nur durch Nichtverstärkung zu eliminieren, werden Sie beobachten, daß dieses Verhalten etwa zwei Wochen unvermindert oder sogar noch stärker zu Tage tritt. Wenn Sie jedoch das neue, unerwünschte Verhalten sofort positiv verstärken, dann kommt es bedeutend schneller zum Abfall der unangemessenen Verhaltensweisen. Eine durchgängige Hemmung sowie Nichtverstärkung des unerwünschten Verhaltens und eine positive Verstärkung des erwünschten Verhaltens bringen das unerwünschte Verhalten noch schneller zum Verschwinden.

Bis zum Punkt der »Inkonsistenz« gleichen sich die Abb. 13 und 14. Hier kommt folgendes zum Ausdruck:

1. Graduelles Wiedererlangen der unerwünschten Gewohnheitsstärke nach inkonsistenter Nichtverstärkung oder Hemmung.

– – – – – – – – – –

2. Eine schnelle Erholung der unerwünschten Gewohnheitsstärke nach Fortfall der Hemmung oder Nichtverstärkung. ———

Von Abb. 3 wissen wir, daß ein zufälliges Verstärkungsprogramm eine Gewohnheit mit größter Beständigkeit erhält. Wenn wir also den Schüler gelegentlich abweichendes Verhalten, das schon verringert war, wieder zeigen lassen, heißt das, daß wir das abweichende Verhalten nach dem Zufallsprinzip positiv verstärken. Die schlechte Gewohnheit wird schnell oder nach und nach wiederkehren, und zwar in einem höheren Ausmaß als zuvor auftreten.

9 Die Anwendung der Hemmung

Warum soll man Hemmung überhaupt anwenden? Es ist zwar möglich, Verhalten nur durch Nichtverstärkung zu schwächen, trotzdem gibt es aber Situationen, in denen der Lehrer durch Hemmung ein bestimmtes Verhalten abschwächen sollte. Der bestimmte Schüler, dessen Verhalten geschwächt werden soll, die Situation innerhalb der Klasse sowie die zeitliche Konstellation lassen oft die Hemmung und nicht die Nichtverstärkung zur bevorzugten Technik werden. Diese Feststellung übergeht in keiner Weise das, was bereits über das Ignorieren des am meisten abweichenden Verhaltens in der Klasse gesagt wurde. Nicht nur die Lehrer, sondern die meisten Menschen unserer Gesellschaft übersehen zu leicht angemessenes Verhalten und ärgern sich über abweichendes. Diese übermäßige Anwendung der Hemmung wird zu einem Bumerang, indem sie – wie bereits besprochen – rebellierende, aggressive Schüler hervorbringt, die sich dadurch revanchieren, daß sie sich so verhalten, wie sie es an uns beobachtet haben. Ein exzessiver Gebrauch der Hemmung kommt einer Bestrafung gleich (vgl. Kap. 3). Bestrafung bringt sowohl aggressive als auch neurotische Leute hervor.

Wie kann Hemmung angewandt werden?

Man kann die Bedingungen, unter denen man die Hemmung der Nichtverstärkung vorzieht, genauer kennzeichnen:

1. Ein gewisses abweichendes Verhalten ist zu ärgerlich, um es einfach zu übergehen. Wutanfälle, lautes Schreien über eine gewisse Zeit, wildes Rennen durch die Klasse und Prügeleien sind Verhaltensweisen, die ein Lehrer nicht einfach ignorieren kann.
2. Obwohl Nichtverstärkung wahrscheinlich zur Abschwächung führt, ist es dem Lehrer nicht immer möglich, alle Verstärkungen zu unterbinden.

Denn er vergibt in der Klasse nicht allein die Verstärkungen. Die Schüler verstärken sich ständig auch gegenseitig. Die operante Beobachtung zeigt sehr häufig, daß es eine Gruppe von Schülern – gewöhnlich 3–5 Jungen – gibt, die den Lärm verursachen. Immer dann, wenn irgendein Mitglied dieser Gruppe stört, wird es von einem anderen Gruppenmitglied durch ein Geräusch, ein Lächeln oder auch durch nicht verbale Kommunikation verstärkt. Diese Gruppe bekommt man aus verschiedenen Gründen schlecht unter Kontrolle. Wie bereits erwähnt, wird jedes abweichende Verhalten in einer Gruppe durch sie selbst verstärkt. Sobald es zum abweichenden Verhalten und dessen Verstärkung kommt, dient dieses abweichende Verhalten als Modell für die ganze Klasse. In diesem Fall kommt es zu einer fortgesetzten Verteilung von Verstärkungen (vgl. Kap. 7). Es wird wahrscheinlicher, daß andere Schüler das Fehlverhalten nachahmen und daß es auch verstärkt wird. Das vergrößert die Anzahl der Schüler, die sich in der Klasse schlecht benehmen, und der Zeitabschnitte, in denen Unsinn gemacht wird. Immer häufiger gerät die Klasse außer Kontrolle. Der Lehrer spielt bezüglich der Dauerhaftigkeit dieses Phänomens eine bedeutende Rolle. Er reagiert auf den Lärm meistens aversiv, aber ineffektiv. Er verliert den Kopf. Er versucht wie Dick Tracy, die »schlechten Jungens zu fangen«. Im Gegensatz zu Mr. Tracy verliert er seinen kühlen Kopf. Anstatt die Häufigkeit des Fehlverhaltens zu senken, verbindet er diese Schüler zu einer Gruppe, die sich darüber freut, ihn zu ärgern, und dabei verstärkt wird. Ein Lehrer, der seinen klaren Kopf verliert, vor allem einer, der wütend und damit auch unfair wird, gerät schließlich an ein Kind in der Klasse, das ihn förmlich zur Aufgabe seiner Rolle zwingt. Solche Lehrer zeigen den Schülern, daß man sie aus der Fassung bringen kann und daß man sie zu Dingen bringen kann, die Ressentiments produzieren. Der Schüler, der sich gegen den Lehrer stellt, wird als ›Lehrerschreck‹ anerkannt und von den anderen in der Klasse verstärkt. Wenn sich der Stil des Lehrers nicht grundlegend ändert, kontrolliert dieser Schüler den Lehrer so sehr, daß der Lehrer das abweichende Verhalten dieses Schülers nicht ignorieren kann. Außerdem weist der Schüler aufgrund seiner bisherigen Erfolge eine Verstärkungsgeschichte auf, in der er sich praktisch mit dem Lehrer messen konnte. Er wurde in diesem Falle nach dem Zufallsprinzip verstärkt. Er erwartet nicht, immer Erfolg zu haben, probiert es aber solange, bis er es schafft. Es findet sich immer ein Mitglied der Peer-Group, das die Versuche, sich mit dem Lehrer zu messen, verstärkt. Wenn sich erst einmal eine Clique gebildet hat, die sich verbrüdert, um den Lehrer zu ärgern, bedarf es einer gewissen Fähigkeit eines ruhigen Lehrers und wirkungsvoller Verstärker für angemessenes Verhalten, damit das Spiel »Wir schaffen den Lehrer schon« beendet werden kann.

3. Lang andauerndes Verhalten ist gegen eine Abschwächung sehr resistent. Es wird meistens durch Zufallsprogramme aufrechterhalten und bleibt auch über eine längere Periode der Nichtverstärkung bestehen. Eine Abschwächung durch Nichtverstärkung dauert zu lange. Wenn auch die Verhaltensweisen vielleicht durch die Nichtverstärkung nicht mehr gezeigt werden, so sollte der Lehrer darauf aber nicht sechs Monate warten müssen. Ein großer Vorteil der grundlegenden Techniken der Lerntheorie besteht darin, daß das Verhalten sehr schnell geändert werden kann. Und wie PATTERSON sagt, müssen Sie schon fast ein Märtyrer sein, um abweichendes Verhalten so lange zu ignorieren, bis es toleriert werden kann.

Planen Sie die Hemmung

Hemmer sollten mit ähnlicher Sorgfalt, Planung und Vorankündigungen eingesetzt werden, wie ein Chirurg das Skalpell benutzt. Bevor man Hemmer anwendet, sollte man folgendes bedenken:

1. Ein bestimmtes abweichendes Verhalten sollte herausgestellt werden. Für drei bis fünf Tage sollte die Basisrate dieses Verhaltens ermittelt werden. Bevor nicht jeder einzelne Schritt in der Abfolge dieses Verhaltens verläßlich festgestellt werden kann, funktioniert die Hemmung nicht. Die Daten sollten graphisch so dargestellt werden, daß man sie immer klar vor Augen hat.
2. Die angemessene Verhaltensweise ist herauszustellen, die mit dem abweichenden Verhalten nicht in Einklang steht. Auch hier sollte eine Basisrate erhoben und Verstärker zur Steigerung des angemessenen Verhaltens ausgewählt werden. Danach erfolgt die Berechnung der anfänglichen Verstärkungsquote, die Sie aus der Basisrate des abweichenden Verhaltens ableiten können (vgl. Kap. 7).
3. Der Lehrer sollte mit dem Schüler das abweichende Verhalten besprechen. Auch die Daten sollten mit ihm durchgesprochen werden. Wenn das Verhalten sehr ärgerlich bzw. die Auftretensrate hoch ist, ist es ratsam, sowohl mit dem Schüler als auch mit seinen Eltern in Verbindung zu treten. Vielleicht kann man ein Programm zur Verhaltensänderung aufstellen, in dem Elternhaus und Schule zusammenarbeiten. Die Eltern wollen vielleicht angemessenes Schulverhalten verstärken und hemmende Konsequenzen für abweichendes Schulverhalten verabreichen. Werden die

Vorgehensweisen gleich zu Anfang besprochen, kann der Lehrer etwaigen Einwänden von seiten der Eltern vorbeugen.
4. Die Hemmer sowie die Vorgehensweisen bei der Hemmung sollten gemeinsam mit dem Schüler und seinen Eltern ausgewählt und die Genehmigung der Verwaltung eingeholt werden.
5. Die für die Hemmung relevanten Bedingungen sollten klar formuliert und schriftlich festgehalten werden. Der Schüler und seine Eltern sollten genau wissen, welches Verhalten welche Konsequenzen nach sich zieht.

Arbeiten Sie konsequent

Wenn die oben genannten fünf Punkte vollzogen worden sind, sollte noch genug Zeit bleiben, um die notwendigen Vorbereitungen wie Räumlichkeiten, Instrumente, Formulare etc. zu treffen. Wenn Sie mit dem Programm beginnen, muß die Hemmung sofort für alle anderen spezifizierten abweichenden Verhaltensweisen unverändert einsetzen. Wird nicht jede abweichende Handlung, die der Lehrer wahrnimmt, sofort und in immer gleicher Weise gehemmt, funktioniert das gesamte Vorgehen nicht effektiv. Die Vermeidung von hemmenden Konsequenzen wirkt wie ein positiver Verstärker. Wird dem Schüler gelegentlich abweichendes Verhalten gestattet, ist dies gleichbedeutend mit gelegentlicher Verstärkung dieses Verhaltens. Das läuft auf ein zufälliges Verstärkungsprogramm hinaus, das eine Gewohnheit bildet, die gegen Abschwächung resistent ist. Ein Lehrer sollte nur dann Hemmungsprogramme anwenden, wenn er wirklich jede einzelne Instanz des abweichenden Verhaltens erkennt und die hemmenden Konsequenzen sofort zur Anwendung bringen kann.

Bewahren Sie die Ruhe

Wenn Sie abweichendes Verhalten bei einem Schüler hemmen, sollten Sie mit ihm über die Konsequenzen reden. Der Lehrer sollte kühl bleiben und der Sache angemessen reagieren. Wenn der Lehrer Zorn oder Frustration zeigt, kann er das Verhalten »Wir werden den Lehrer schon schaffen« verstärken, und somit die hemmende Wirkung verhindern. Denken Sie an die Worte: »Das ist dein Problem; es liegt ganz bei dir; du kannst dir das aussuchen. Das sind die Konsequenzen . . .«.

Natürliche und logische Konsequenzen

Weder Eltern noch Lehrer können ein Kind auf Dauer vor den natürlichen Konsequenzen seines Verhaltens bewahren. »Schnelles Laufen auf dem Eis«, »über eine belebte Straße rennen«, »sich mit größeren Jungen anlegen«, all das sind Verhaltensweisen, die durch ihre natürlichen Folgen bald gehemmt werden. Einige von ihnen können so traumatisch wirken, daß wir versuchen, das Kind davor zu bewahren, aber die natürlichen Konsequenzen erfolgen sofort und ständig, so daß es unweigerlich zur Hemmung des betreffenden Verhaltens kommt. Mit Ausnahme von schwerwiegenden Folgen sollten wir nicht versuchen, die Schüler vor den natürlichen Konsequenzen zu schützen. Sie dienen als effektive Hemmer für unvorsichtiges Verhalten. Ein Schüler, der im Februar nur mit einem T-Shirt bekleidet in die Pause geht, wird schnell zurückkehren, um seinen Mantel zu holen. Der Schüler, der ständig sein sauberes Sportzeug vergißt, kann nicht am Spiel teilnehmen.

Da wir in einer komplexen sozialen Umwelt leben, in der von Menschen gemachte Gesetze das Verhalten des einzelnen regeln, reichen die natürlichen Konsequenzen nicht aus, um das Brechen von sozialen Regeln zu hemmen. Zwischen den natürlichen Konsequenzen und denen, die aus dem sozialen Regelwerk entstehen, besteht eine feine Trennungslinie. Damit eine Konsequenz überhaupt wirkungsvoll sein kann, muß sie unmittelbar und stetig erfolgen. Handelt es sich nicht gerade um eine Konsequenz der außermenschlichen Umwelt, dann sollte diese Konsequenz in jedem Fall logisch sein. Unlogische Konsequenzen funktionieren nicht. Sie erscheinen widersprüchlich, unfair, rachsüchtig und als eine Tatsache, der zu entfliehen ist. Die meisten Menschen reagieren auf solche unlogischen Konsequenzen mit Ärger und Vermeidungsverhalten, so daß also in jedem Fall logische Konsequenzen vorzusehen sind. Sie sollten nach den gleichen Prinzipien geplant und ausgewählt werden wie die Hemmer, auf die wir in diesem Kapitel bereits eingegangen sind.

Wenn sich die Konsequenzen aus zuvor festgelegten Gesetzmäßigkeiten ergeben, scheinen sie eher logisch; das trifft besonders dann zu, wenn der Schüler an der Aufstellung der zugrunde gelegten Regeln mitgearbeitet hat. Diese Regeln müssen gleichermaßen auf alle Schüler angewandt werden und dürfen keine Anzeichen von bestrafendem Sarkasmus von seiten des Lehrers aufweisen. Besonderer Betonung bedarf das Logische der Konsequenzen. Wenn ein Schüler seine Aufgaben nicht macht und anstatt dessen herumspielt, ist es eine logische Konsequenz für ihn, wenn er die Pause durcharbeiten muß.

Hat er aber zusätzliche Rechenaufgaben anzufertigen, weil er dem Lehrer eine Grimasse geschnitten hat, ist das für ihn keineswegs logisch.

Logische Konsequenzen sollten als natürliche Folge der zuvor festgelegten Strukturen und Regeln innerhalb des Unterrichts erscheinen. Sind diese Regeln einmal aufgestellt, erfolgen die natürlichen Konsequenzen ganz von selbst und ohne Zutun des Lehrers. Es kann sogar sein, daß der Lehrer eingreifen muß, um eine Konsequenz zu verhindern. Wir wollen uns nun mit der Anzahl natürlicher und logischer Konsequenzen im Unterricht beschäftigen, die den Schüler treffen, der sich ihnen durch sein Verhalten aussetzt.

Einige Schüler scheinen prinzipiell dann unaufmerksam zu sein, wenn es um irgendwelche Anweisungen geht. Lehrer müssen sich gewöhnlich die Zeit nehmen, um die Anweisungen für diese Minderheit zu wiederholen. Dadurch folgt einer solchen Unaufmerksamkeit eine bestimmte Art von Aufmerksamkeit (Verstärkung), die dieses Verhalten aufrechterhält. Daher ist es besser, den Schüler eine falsche Aufgabe machen zu lassen, einen Teil des Tests auszulassen oder etwas ganz auszulassen und ihn die Konsequenzen tragen zu lassen. Wenn man mit verdienter Zeit belohnt, ist dem Schüler eine Wahlmöglichkeit gegeben. »Ja, ich wiederhole das noch einmal, aber nur für fünf Punkte. Einverstanden?« Manchmal will sich der Schüler seine Punkte sichern, macht aber dann eine falsche Aufgabe. Das ist dann sein Problem.

Andere Schüler neigen dazu, ständig irgendwelche Kleidungsstücke oder andere persönliche Dinge durch die Gegend zu werfen. Der Schüler, der seine Buntstifte verliert, muß ohne sie auskommen, bis er Ersatz besorgen kann. Wenn die Buntstifte von der Schule ausgegeben werden, muß der Schüler diese mit seinen bereits verdienten Punkten »erkaufen«. Findet der Lehrer herumliegende persönliche Dinge, sollte er sie in eine Fundkiste geben, die nur einmal im Monat geöffnet wird.

Störungen der Klasse gehen auf Kosten der Zeit, die eigentlich dem Unterricht dienen sollte. Logischerweise muß eine bestimmte erwünschte Aktivität, die auch während der Unterrichtszeit stattfinden sollte, vielleicht ausfallen. Tatsächlich sollte jede Tätigkeit, die die besondere Aufmerksamkeit des Lehrers verlangt, vom Grad des erwünschten Schul- und Sozialverhaltens der Schüler abhängen.

Ein Schüler, der ein anderes Kind schlägt, sollte dafür einen Teil der Pause einbüßen, wenn die Schulordnung Schlagen verbietet.

Arbeiten Sie mit einem Zeitpunktesystem, verliert der Schüler durch abweichendes Verhalten logischerweise Punkte. Was einzelne Reaktionen »kosten«, werden wir später besprechen. Ein Schüler, der ein Buch durch die Gegend wirft, sollte sowohl das Buch als auch die Punkte, die er mit dem Buch in dieser Stunde hätte verdienen können, verlieren. Ein Schüler, der einen Wutanfall hat, sollte für diese Zeit aus der Klasse geschickt werden, es sei denn, der Lehrer entscheidet sich dafür, diesen Wutanfall zu ignorieren; der Schüler verdient während des Wutanfalls natürlich keine Punkte, denn er arbeitet auch nicht. Wenn Aktivitäten mit hohem Beliebtheitsgrad von der Erfüllung weniger beliebter Aufgaben abhängig sind, kann ein Schüler nicht so viele Punkte oder Gutscheine verdienen, daß an von ihm gewünschten Aktivitäten teilgenommen werden kann. Halbfertige Aufgaben, falsche Aufgaben, Stören, zerstörtes oder verlorenes Arbeitsmaterial kosten den Schüler Zeit zum Spielen, Zeitpunkte, die Mittagspause oder eine spezielle gerne ausgeführte Tätigkeit.

Man sollte den Schülern die Gelegenheit geben, auch die geringeren Konsequenzen ihres Verhaltens zu erfahren. Erspart man ihnen das, setzt man sie in ihrem späteren Leben schlimmeren Konsequenzen aus, wenn kein Lehrer mehr für sie da ist.

Reaktionskosten

Sowohl natürliche als auch logische Konsequenzen arbeiten nach dem Prinzip der »Reaktionskosten«. Verhaltensweisen oder Reaktionen, die zerstörend oder störend wirken, sollten für den betreffenden Schüler Kosten nach sich ziehen. Die Lehrer sollten soweit wie möglich die Konsequenzen in der Weise vorsehen, daß sich der Schüler der Verstärkung für angemessenes Verhalten und der Kosten für abweichendes Verhalten weitgehend bewußt wird. Manche Lehrer versuchen, die Kosten sozial zu gestalten, indem sie an einem bestimmten Verhalten Mißfallen ausdrücken. Wir haben bereits gesehen, daß die Aufmerksamkeit des Lehrers gewöhnlich nicht als hemmende Konsequenz wirkt. Die Kosten werden am besten in ein formales System von Zeitpunkten oder Gutscheinen oder Pluspunkten integriert, in dem auf abweichendes Verhalten ein Verlust an Verdientem folgt. Normalerweise setzt sich der Verlust aus den Punkten zusammen, die wegen Tagträumerei, Faulenzen oder abweichendem Verhalten nicht verdient werden. Wenn die Verhaltensminima jedoch so beschaffen sind, daß der Schüler ziemlich schnell genügend Punkte für erwünschtes Verhalten sammeln kann, dann wird er wie-

der faulenzen oder andere stören. In diesem Fall ist es ratsam, den Schüler für seinen Rückfall zu belasten, in dem Sie bereits verdiente-Zeitpunkte abziehen. Wenn ein Lehrer merkt, daß ein Schüler unverdiente Pausen macht, so kann er ihn dafür mit Minuspunkten belasten. Die Daten sollten gesammelt werden, um zu sehen, ob diese Strategie funktioniert und um sicherzustellen, daß die Quote des positiven Schulverhaltens auf der gewünschten Höhe bleibt.
Mit Hilfe einer Stoppuhr läßt sich die Vorgehensweise nach dem Reaktionsmodell gut einführen. Der Schüler wird darüber informiert, daß sich jeder Zeitverlust auf seine verdienten Punkte negativ auswirkt. Regeln und Konsequenzen müssen noch einmal festgelegt werden, bevor Sie mit dieser Vorgehensweise beginnen. Die Zeit wird in dem Augenblick gestoppt werden, wenn der Lehrer aufmerksam wird, daß ein Schüler stört. Nimmt der Schüler die Arbeit wieder auf, geht der Lehrer zu ihm und sagt beispielsweise: »Ed, ich habe gesehen, daß du dich wieder an die Arbeit gemacht hast. Dafür kannst du dir einen Punkt anrechnen. In den letzten drei Minuten hast du jedoch Zeitpunkte dafür verwendet, mit Tom zu reden. Die mußt du von deinen verdienten Zeitpunkten abziehen. Da du dich im 6:1 Programm befindest, kommen einundzwanzig Punkte in Abzug.« Ed hat einundzwanzig Punkte dafür eingebüßt, daß er mit Tom gesprochen und ihn gestört hat.
Wie jede Form der Hemmung, dient auch dieses Vorgehen nur der Abschwächung von Verhaltensweisen. Sie festigen nicht angemessenes Schul- oder Sozialverhalten. Das kann nur die positive Verstärkung. Ein guter Schüler, der zu häufig Pausen macht, wird normalerweise auf einen Verlust von Zeitpunkten ansprechen. Sie müssen solche Daten sehr sorgfältig beobachten, wenn Sie so bei einem schlechteren Schüler oder einem Schüler mit Verhaltensproblemen vorgehen. Da diese Schüler gewöhnlich Verhaltensdefizite im schulischen Bereich und nur in geringem Maße angemessenes Verhalten zeigen, bringen sie es auch nur auf eine geringe Gesamtpunktzahl. Viele Punktabzüge führen zu einer Deprivationssituation, in der der Schüler einen großen Teil der Verstärkungen verliert. Der Lehrer muß sofort auf fallende Raten schulischer Arbeit oder steigende Raten abweichenden Verhaltens nach solchen Punktabzügen achten. In einem solchen Falle sollten Sie auf eine andere Form der Hemmung zurückgreifen, die mit dem Punktesystem der verdienten Zeitpunkte nichts zu tun hat. Die Nettorate der verdienten Punkte sollte niemals unter die Normalrate des abweichenden Verhaltens sinken. Wenn Sie das zulassen, verursachen Sie eine Verstärkungsdeprivation.

Lassen Sie den Schüler wählen

In einem gut aufgebauten System, das positive Verstärkung und Hemmung umfaßt, wird der Schüler mit einer bestimmten Anordnung von Regeln und Konsequenzen konfrontiert. Er kann dann frei wählen und die Konsequenzen selbst erfahren. Angemessenes Schul- und Sozialverhalten wird durch durchgängig verstärkende Konsequenzen gefestigt, wogegen abweichendes Verhalten immer mit Kosten verbunden ist. Der Schüler wählt seine Verhaltensweisen immer häufiger in Richtung des erwünschten Verhaltens aus, für das der Lehrer die Bedingungen so gestaltet hat, daß es verstärkt wird. Diese richtige Wahl – durch positive Verstärkung gefestigt – wird zum diskriminativen Reiz für angemessenes Verhalten, das sich auch ausserhalb des schulischen Bereichs und in anderen Bereichen vollzieht. Der Schüler wird zu einem fähigen, in der Schule erfolgreichen Individuum, das im wesentlichen sozial erwünschtes Verhalten zeigt.

Strafzeit

Einige Schüler zeigen abweichendes Verhalten von solcher Intensität, daß der Rest der Klasse es nicht ignorieren kann; außerdem ruft es bei dem Lehrer und den Mitschülern emotionale Reaktionen hervor. Wutanfälle, physische Aggressionen und Schreien handhaben Sie am besten so, daß Sie den betreffenden Schüler aus der Klasse hinausschicken. Diese Strafzeit außerhalb der Klasse ist eine Form der Hemmung, die Lehrer gewöhnlich anwenden, wenn sie die Kinder »zur Toilette« schicken. Nicht alle diese »Rausschmisse« in den Waschraum stehen mit den Prinzipien der Lerntheorie in Einklang. Diese Strafzeit bedeutet eigentlich ein Aussetzen von Verstärkungen. Nur wenn die Klasse verstärkend für einen Schüler wirkt, kann eine solche Strafzeit wirkungsvoll sein. Es kann natürlich auch der Fall sein, daß die Zeit im Waschraum für den Schüler verstärkender wirkt als die in der Klasse; dann wird er durch die Strafzeit draußen natürlich positiv verstärkt. Ein Aussetzen der Verstärkung tritt nur dann ein, wenn der Lehrer Techniken der positiven Verstärkung zur Kontrolle der Klasse anwendet. Dann kann der Schüler natürlich Zeitpunkte, Fleißkärtchen oder die Zeit für die Teilnahme an beliebten Aktivitäten verpassen. Wenn Sie mit einem System von verdienter Zeit arbeiten, wird dem Schüler sofort die Zeit, in der er stört, als Strafzeit berechnet. Er muß selbst nicht wirklich aus der Klasse hinausgeschickt werden, aber er erhält keinerlei Verstärkung.

Ein wirkliches Hinauswerfen sollte sehr störendem und unkontrolliertem Verhalten vorbehalten bleiben, das auf natürliche oder logische Konsequenzen nicht anspricht. Wird es aber für unbedeutendere störende Ereignisse angewandt, weil der Lehrer nicht weiß, wie er das Verhalten sonst kontrollieren soll, dann sollte sich der Lehrer seine Unterrichtsplanung einmal genauer ansehen. Vergibt er die Teilnahme an beliebten Aktivitäten automatisch, d. h. einfach darauf, daß der Schüler zur Schule kommt? Das wäre ja Verschwendung! Oder wurde der Schüler deshalb hinausgeschickt, weil er den Lehrer in den Griff gekriegt hat, und nicht umgekehrt? In diesem Falle senkt auch ein tatsächliches Hinaussenden aus der Klasse die Quote des abweichenden Verhaltens nicht.

Soll das Hinaussenden wirklich hemmend wirken, müssen bestimmte Kriterien erfüllt sein. Eines davon ist, daß ein »Rausschmiß« wirklich langweilig sein muß. Ein wütender Lehrer ist wohl kaum eine langweilige Konsequenz für einen Schüler, der den Lehrer in der Hand hat. Zweitens muß der Schüler natürlich lieber in der Klasse als außerhalb sein. Ein Teenager, der die Schule nicht mag, die Schulordnung mißachtet und daraufhin von der Schule verwiesen wird, sieht das nicht als Bestrafung an. Im Gegenteil, er wird verstärkt. Ein Schüler wird sich natürlich schlecht benehmen, um hinausgeschickt zu werden, wenn er draußen sitzen und mit seinen Freunden darüber sprechen kann, was er mit dem Lehrer so alles anstellt. In den meisten Schulen wirken die Gänge viel zu verstärkend für einen »Rausschmiß«. Ein Platz in der Ecke der Klasse, ein benachbarter kleiner Raum oder ein Abstellraum erweisen sich als besser. Das Verlassen einer angenehmen Tätigkeit oder das Am-Rande-Stehen sind effektive Maßnahmen. Spiele sind besonders gut geeignet, den betreffenden Schüler auf die Reservebank zu schicken, wenn er von dort die spielenden Mitschüler nicht belästigen oder stören kann. Der auf die Bank geschickte Schüler sollte ignoriert werden und sich langweilen.

Kontingenzen der Strafzeit

Wie jede andere Form der Hemmung auch, sollte die Strafzeit auf ein bestimmtes herausgestelltes Fehlverhalten folgen. Der Lehrer sollte von vornherein festlegen, welches abweichende Verhalten sofort und unterschiedslos eine Strafzeit zur Folge hat. Diese Voraussetzungen sollte man mit den Schülern besprechen, so daß Lehrer und Schüler die genau festgelegten Regeln kennen. Sehen wir uns das noch einmal am Beispiel des vorlauten Rufens an. Sie sollten dafür sorgen, daß der

Schüler jedesmal, wenn er unaufgefordert spricht, in die Ecke mit dem Gesicht zur Wand geschickt wird. Jeder soll wissen, daß diese Strafzeit die unausweichliche Folge des vorlauten Rufens ist. Die Strafzeit muß sich jeweils auf ein bestimmtes Verhalten beziehen und unterschiedslos angewendet werden.

Die Strafzeit sollte nur kurz sein. Ein Intervall von fünf Minuten ist optimal. Die oberste Zeitgrenze liegt bei zehn Minuten. Wenn der Schüler während der Strafzeit einen Wutanfall zeigt, sollte er für die Dauer dieses Wutanfalls und die Strafzeit, die vom Ende des Wutanfalls an berechnet wird, in der Ecke sitzen bleiben.

Die Strafzeit sollte durch eine festgelegte, nonverbale Geste angezeigt werden. So soll zum Beispiel eine erhobene Hand mit ausgestreckten fünf Fingern heißen: »Du Schwätzer bekommst fünf Minuten Strafzeit.«

Einige Schüler werden versuchen, mit dem Lehrer über die Strafzeit zu verhandeln, oder sie sogar verweigern. Das geschieht normalerweise bei einem älteren Schüler und einer Lehrerin. Es sollte aber keinerlei Diskussion über die Strafzeit geben, denn darüber sollte zuvor mit den Eltern und dem Rektor Übereinstimmung erzielt worden sein. Eine Diskussion ruft beim Lehrer nur emotionale Reaktionen hervor, und das ist etwas, was vermieden werden sollte. Ein Weg, das Abtreten aufgrund der Strafzeit zu veranlassen ist der, mit der Stoppuhr in der Hand auf den Schüler zuzugehen. Mit dem Augenkontakt zum Schüler klickt auch die Stoppuhr. Das ist das Zeichen für die Strafzeit. Sobald der Schüler den Schlüsselreiz der Uhr erhalten hat, kehrt der Lehrer zu seiner Arbeit zurück. Der Schüler wird ignoriert. Geht er hinaus, wird die Uhr gestoppt. Die Zeit, die zwischen dem Schlüsselreiz und dem Hinausgehen des Schülers verstrichen ist, wird von seinen verdienten Zeitpunkten abgezogen. Es kann natürlich auch zu einem Bericht an die Eltern kommen. Die meisten Verweigerungen sind nicht echt, sondern stellen lediglich eine Einladung zum Streiten dar. Der Lehrer sollte nicht diskutieren. Er sollte lediglich die Uhr starten und den Schüler ignorieren. Der Schüler weiß, was das für ihn bedeutet. Wenn er sich beruhigt hat, wird er die Strafzeit schon absitzen.

Wenn es einmal zu einem Streit oder zu einer Verweigerung gekommen ist, sollte man dafür sorgen, daß sich so etwas nicht wiederholt. Das kann dadurch erreicht werden, daß man den Schüler bei seiner Rückkehr lobt und ihm Punkte gibt, wenn er auf den Schlüsselreiz ohne Zögern reagiert hat. Zum Beispiel: Clyde kommt nach zehn Minuten Strafzeit wieder in die Klasse zurück. Auf das Signal des Lehrers hin ging er sofort hinaus und blieb auch zehn Minuten draußen. Der Lehrer kommt auf ihn zu und sagt ihm ganz ruhig: »Clyde, ich finde es wirklich gut, wie du die dir auferlegten Konsequenzen trägst. Dafür bekommst du fünf Punkte. Genauso gehst du auch wieder an die Arbeit. Dafür bekommst du drei Zusatzpunkte.« Um die Strafzeit genau einzuhalten, kann der hinausgesandte Schüler eine gestellte Uhr mitnehmen. Das zuverlässige Stellen der Uhr und die Einhaltung der Zeit sollte durch gelegentliche Verstärkung belohnt werden. Es sollte anfänglich jedesmal, danach gelegentlich kontrolliert werden. Der Lehrer soll den Schüler genau beobachten, wenn er wieder hereinkommt, und ihn nach Möglichkeit positiv verstärken, wenn er sich ordentlich benimmt. Die Strafzeit ist eine hemmende Konsequenz für ein bestimmtes unerwünschtes Verhalten. Der Lehrer sollte sie wie ein Werkzeug gebrauchen – ruhig und genau. Die Hemmung sollte mit dem Ablauf der Strafzeit enden. Auch wenn ein Schüler sechsmal in einer Stunde die Klasse verlassen mußte, sollte der Lehrer sich bemühen, angemessenes Verhalten dieses Schülers genauso positiv zu verstärken wie das eines folgsamen Schülers. Denken Sie an das Syndrom »Ignoriere ihn, wenn er sich ordentlich benimmt«. Abweichendes Verhalten eines Kindes kann sich nur dann ändern, wenn der Lehrer angemessenes Verhalten erfolgreich verstärkt. Ein Schüler, der lieber zu Hause oder außerhalb der Klasse ist als in der Schule, ist für eine Schule, die mit bestrafender Kontrolle arbeitet, eine lebende Anklage. Dieses System bewirkt, daß die Kinder die Schule hassen.

Um die Anwendung dieser Methode zur Senkung einer hartnäckigen, abweichenden Verhaltensweise zu verdeutlichen, wollen wir uns das folgende Beispiel ansehen: John schwätzte, er sollte aber ruhig sein. Er macht Witze und das 0.8mal in der Minute, obwohl er ruhig vor sich hin arbeiten sollte. John ist ein guter Schüler, der alle seine Aufgaben macht. Der Lehrer hielt es für unrealistisch, Johns Leistungen noch zu steigern, da er keine Möglichkeit sah, Förderstunden für John einzuplanen. Deshalb ignorierte der Lehrer Johns Schwätzen zwei Wochen lang, und die Rate sank auf 0.7 pro Minute. Einige von Johns Kameraden verstärkten ihn, indem sie ihn anlachten, sich nach ihm umdrehten oder ihm antworteten.

Der Lehrer ging zu einer anderen Form der Verstärkung über. Er verteilte Gutscheine an die Schüler, die Johns Bemerkungen nicht verstärkten. Für die Gutscheine durfte man dann zwei Minuten mit einem Freund sprechen. John hatte im wesentlichen drei Freunde, auf deren Verstärkung er rechnen konnte. Zwei von ihnen konnten über diese differentielle Verstärkung kontrolliert werden. Der dritte verstärkte Johns Verhalten immer noch zu dreißig Prozent. Nach zwei

Wochen sank Johns Rate auf 0.55 pro Minute.

Danach bot der Lehrer John an, eine Minute lang das lesen zu können, was er wollte, wenn er drei Minuten ruhig gearbeitet hatte. John mochte Musik nicht; deshalb durfte er die freie Zeit während der Musikstunde nehmen. Nach einer Woche lag Johns Rate dennoch 0.4 pro Minute. Der Lehrer besprach das Problem mit John. John beharrte darauf, daß er manchmal seine Zunge nicht bremsen könne und die Bemerkungen einfach so herausplatzten. Der Lehrer entschied sich für Strafzeit. Jedesmal, wenn John vorlaut wurde, ging der Lehrer zu ihm und hob drei Finger. John sollte in das angrenzende kleine Zimmer gehen und sich auf einen Stuhl setzen. Er bekam eine Uhr mit, die auf drei Minute von seinem letzten Wort an gerechnet, eingestellt war. Zusätzlich verlor er natürlich die Zeit, die er ansonsten hätte verdienen können, um etwas zu lesen. Die Kombination von Strafzeit für jedes Reden und der verdienten Zeitpunkte für Intervalle ruhigen Arbeitens reduzierte das abweichende Verhalten schon nach drei Tagen auf eine Rate von 0.06 pro Minute. Nach einer Woche wurden die verdienten Zeitpunkte wieder abgeschafft; John konnte lesen, wenn er seine Arbeit fertig hatte. Nach neun Schultagen wurde John das letzte Mal aus der Klasse geschickt. Der Lehrer bemerkte kein Reden mehr, und nach einem Monat benahm sich John – bis auf eine Ausnahme – wieder ordentlich. Neben den Zeitpunkten für das Lesen bestand die einzige Verstärkung für Johns kooperatives Verhalten aus einem Lächeln oder in gelegentlichem Lob von seiten des Lehrers. Der Lehrer hatte jetzt von John eine andere Meinung, und er sagte es ihm gelegentlich. Das reichte aus, um das angemessene Verhalten aufrechtzuerhalten.

10 Änderung des Verhaltens mit Hilfe Gleichaltriger

Eine Verhaltensänderung eines Schülers wird in der Regel am schnellsten und am durchgängigsten durch gleichaltrige Mitschüler erzielt. Die Klassenkameraden eines Schülers können weit mehr zur Erhaltung oder Veränderung einer Verhaltensweise beitragen als der Lehrer. Wir haben bereits gesehen, wie die Mitglieder einer Peer-Group abweichendes Verhalten eines Schülers hervorrufen und aufrechterhalten, indem sie ihm ihre Aufmerksamkeit für sein Tun schenken. Der Lehrer kann aber – unter Anwendung entsprechender Techniken – die Peer-Group dazu bringen, nur angemessenes Schul- oder Sozialverhalten zu verstärken und abweichendes Verhalten abzubauen.

Differentielle Verstärkung

Ein Schüler, der sich im Zeitpunkte-Programm befindet, stört nur selten, denn Störungen gehen auf Kosten der verdienten Zeit des Schülers. Wenn es ein solches formales System in einer Klasse nicht gibt, kann man es spontan aufstellen, indem ein Schüler für ein bestimmtes Verhalten genauso viele Punkte verliert wie die Schüler, die sein Verhalten durch ihre Aufmerksamkeit verstärken. Das erzielt man durch differentielle Verstärkung. Um diese Technik wirkungsvoll anzuwenden, muß ein Lehrer gelegentlich schon Punkte oder Gutscheine vergeben haben. Wenn das der Fall war, hat man eine wirkungsvolle Verstärkungstechnik zur Hand, die man sofort anwenden kann. Sobald es zu Störungen kommt, muß der Lehrer versuchen, jeden Schüler, der Fehlverhalten zeigt, zu ignorieren. Der Lehrer beginnt ganz ruhig, an die Schüler Lob und Gutscheine auszuteilen, die in der Nähe des Unruhestifters sitzen, diesen ignorieren und ihre Arbeit tun. Der Unruhestifter und die Schüler, die mit ihm in Interaktion stehen, ihn beachten und so sein Fehlverhalten verstärken, erhalten keine Punkte bzw. Gutscheine oder Zeitpunkte. Sobald diese Schüler merken, daß sie keine Verstärkung erhalten, verliert der Unruhestifter seine Zuhörerschaft. Sobald er seine Vorstellung beendet hat, teilt der Lehrer an alle anderen Schüler, die angemessenes

Verhalten zeigen, Gutscheine aus. Der Unruhestifter wird ignoriert, und der Lehrer kehrt an seine Arbeit zurück. Differentielle Verstärkung ist eine sehr wirkungsvolle Technik; der Lehrer muß lernen, sie effektiv einzusetzen. Stellt der Lehrer fest, daß er diese Technik bei einem Schüler mehrmals in der Woche anwenden muß, sollte er dessen angemessenes Verhalten häufiger verstärken.

Verstärkungsverteilung

An der Aufgabe, das Problemverhalten eines Schülers zu ändern, sind der Lehrer, die Peer-Group sowie der Problemschüler selbst beteiligt. Eine gute Möglichkeit, das Programm zur Verhaltensänderung in Gang zu setzen, bietet eine Klassenkonferenz. Man kann zum Beispiel sagen: »Es gibt eine Reihe Schüler in unserer Klasse, die Schwierigkeiten haben, ihre Zunge im Zaum zu halten.« Man kann noch weiter ins Detail gehen, ohne den Namen des Problemschülers zu nennen. Normalerweise wird die Klasse den Problemschüler benennen – in unserem Beispiel ist es John –, da sie sich bewußt ist, daß er am häufigsten stört. An diesem Punkt sollte die Diskussion auf den Entwurf eines Planes gerichtet werden, wie man John helfen kann. Zuvor muß man natürlich mit Johns Eltern gesprochen haben, und diese müssen in den Plan einwilligen. John weiß genau, was der Lehrer tun wird. Geheimnisse sind hier nicht notwendig. Der Lehrer kann dann fortfahren: »Wir werden jetzt John beibringen, wie er sein Sprechen kontrollieren kann. Dann gewinnen wir Zeit. Wenn wir nun in der Tat mehr Zeit zur Verfügung haben, weil John unsere Regeln beachtet, können wir diese Zeit zu irgend etwas, was euch allen Spaß macht, nutzen.«
Der Lehrer entwirft einen Plan, dem zufolge John durch ordentliche Aufgaben und angemessenes Sozialverhalten Punkte für die gesamte Gruppe verdienen kann. Die Klasse hilft John, indem sie sein Reden ignoriert und ihn bei den Aufgaben ermuntert. Man kann spezielle Erfolgsziele festsetzen; zum Beispiel: jeden Tag, an dem John zweimal weniger spricht und fünf Aufgaben mehr macht, darf die Klasse fünf Minuten eher nach Hause gehen. Jeder Punkt von John kann ein Punkt für die Klasse werden. Deshalb wird auch die Klasse sein abweichendes Verhalten ignorieren wollen.

Zeitgeber für Zufallsintervalle

Die Anwendung eines Zeitgebers für die Einstellung auf Zufallsintervalle ermöglicht eine durchgängige Verstärkung von angemessenem Verhalten, kann Verstärkungsverteilung beinhalten und erfordert nicht so viel Zeit des Lehrers. Es kann eine einfache Küchenuhr verwendet werden. Der Zeitnehmer wird so eingestellt, daß er seine Signale nach zufälligen Intervallen gibt. Wenn John arbeitet und sich ordentlich benimmt, während das Signal ertönt, und wenn er auch fünf Sekunden vor dem Signal mit Arbeiten beschäftigt war, verdient er einen Punkt für die ganze Klasse. Der Lehrer lobt John, gibt ihm seinen Punkt, und lobt die Klasse für ihre Hilfe; dann setzt er die Zeituhr auf ein anderes Intervall. Weder John noch die Klasse wissen, wann das Signal ertönt. Es kann bereits nach zehn Sekunden kommen, es kann aber auch mehrere Minuten dauern. Das Durchschnittsintervall zwischen den Signalen ist von der Verstärkungsrate abhängig, die erforderlich ist, um Johns Verhalten zu kontrollieren. Dies sollte so eingerichtet werden, wie in Kap. 7 beschrieben wurde. Sobald John für sich und die Klasse weiter verstärkt wird, kann das Durchschnittsintervall zwischen den Signalen verlängert werden. Eine nähere Beschreibung finden Sie in Kap. 12. Das normale Zeitintervall sollte nicht mehr als maximal dreimal so groß wie das durchschnittliche Verstärkungsintervall sein. Johns Rate des Schwätzens lag zum Beispiel bei 0.6 pro Minute. Multipliziert man die Basisrate des abweichenden Verhaltens mit 1.1, dann wird John 0.66mal pro Minute für sein schulisches Arbeiten verstärkt. Sein Verhalten besserte sich ständig, so daß das Programm nach fünfzehn Verstärkungsintervallen auf 0.5 pro Minute gestreckt bzw. nur ein Verstärker für zwei Minuten ununterbrochenes Arbeiten gegeben wurde. Der Lehrer entschied, zu einer Verstärkungsverteilung überzugehen und benutzte einen Zeitgeber. Dieser Zeitgeber wurde auf ein durchschnittliches Signalintervall von zwei Minuten eingestellt. Um aber einem Zufallsintervall nahezukommen, so daß weder John noch die Klasse das Signal ahnen konnten, variierten die Intervalle um den Durchschnitt von einem Signal pro zwei Minuten. Nach dem ersten Signal konnte das zweite zwischen zwei Sekunden und sechs Minuten später erwartet werden. Die Uhr wurde nicht über drei Verstärkungsintervalle bzw. 6 Minuten hinaus gestellt. Nach dem Signal konnte das nächste von zwei Sekunden bis 6 Minuten später erwartet werden. Es war zu Johns Vorteil und zum Vorteil der Klasse, ihm dabei zu helfen, an der Arbeit zu bleiben. Punkte, die in einem Verstärkungsverteilungs-Programm verdient werden, können gegen

Einzel- oder Gruppenaktivitäten eingetauscht werden. Letztere sind leichter anwendbar. Bisher haben Lehrer Ausflüge, Filme, Parties oder zusätzliche Turnstunden erfolgreich zur Verstärkung der Klasse angewandt, die einem Mitschüler geholfen hat, sein Verhalten zu ändern.

Weitere Vorteile der Verstärkungsverteilung

Schüler, die hilflos und weinerlich sind, sind oft sehr unbeliebt. Diese Kinder werden von ihren gleichaltrigen Mitschülern gehänselt oder herumgeschubst, ansonsten aber ignoriert. Auch aggressive, hyperaktive Kinder sind oft sozial isoliert. Wenn sie nicht angeben oder jemanden anrempeln, werden sie von den Mitschülern nicht beachtet. Die anderen Schüler reden viel über sie. Solche Arten von Problemverhalten behandelt man am besten mit einer Verstärkungsverteilung. Die Punkte, die ein Schüler verdient, muß er mit den Klassenkameraden teilen. Je mehr Punkte er bekommt, desto mehr erhält auch die Klasse. Deshalb ist es auch von Vorteil, wenn die Peer-Group dem Lehrer berichtet, daß ein aggressiver Junge in der Pause soziales, kooperatives Verhalten gezeigt hat. Das bringt ihm und der Klasse Punkte und Lob. Die Peer-Group wird angeberisches Verhalten nicht mehr beachten, wenn das angemessene Verhalten und bessere schulische Leistungen ihr Ziel für beliebte Aktivitäten einbringen. Der Versager, der Legastheniker und der Wehleidige werden von den Klassenkameraden ermutigt und gewinnen in der Gruppe an Bedeutung. Die wachsende positive Aufmerksamkeit, die ein Problemkind nach einem solchen Programm von seinen Mitschülern erhält, führt oft zu extremen Persönlichkeitsveränderungen. Eine gut durchgeführte Verstärkungsaufteilung ist eine der geeignetsten Techniken zur Verhaltensmodifikation bei Schülern, die schwere soziale Defizite aufweisen.

Erziehung durch die Peer-Group

Die Aufmerksamkeit von seiten eines Freundes kann als wirkungsvoller Verstärker für angemessenes Verhalten dienen. Nehmen wir an, daß John einen Freund hat, mit dem er in der Pause spielt; dieser heißt Sam. Man kann Sam beibringen, John für gutes schulisches Arbeiten zu verstärken. In Fächern, in denen Sam besser als John ist, kann man Sam neben John setzen, um dessen richtige Antworten zu verstärken. Das geschieht am einfachsten, wenn John Rechenaufgaben macht oder wenn er einen programmierten Text liest. Sam bringt man bei, sich nach jeder fertigen Aufgabe John zuzuwenden, seinen Arm zu berühren und zu sagen »Das ist gut«. In einem leichten Fach kann sich Sam jeden Tag fünfzehn bis dreißig Minuten um John kümmern. Diese Vorgehensweise kann bei John einiges erreichen, ohne daß der Lehrer allzusehr in Anspruch genommen wird. Warum sollte nicht auch Sam dafür Punkte bekommen, daß er John hilft. Diese Taktik ist besonders dann wertvoll, wenn Sam und John gemeinsam stören. Sam wird für die Interaktion mit John in einem aufgabenorientierten Bezug verstärkt. Da Johns Verbesserungen aufgrund von Sams effektiver Verstärkung und Erziehung zustande kommen, ist es sinnvoll, auch Sam in Anlehnung an Johns Verbesserungen zu belohnen.

Vorteile einer Erziehung durch die Peer-Group

Die Situation, in der ein Erwachsener die Rolle des Lehrers spielt und alle Schüler die Rolle der Lernenden, ist unvorteilhaft. Kinder aller Altersstufen lernen oft von einem Gleichaltrigen besser als von einem Erwachsenen, einem Fachmann oder einem Außenstehenden. Wenn wir uns auch häufig darüber amüsieren oder ärgern, was die Kinder in der Pause oder in der Nachbarschaft alles lernen, warum sollten wir daraus nicht die Vorteile für die Schule ziehen? Es gibt mehrere Versuchsprogramme, die zeigen, daß die Erziehung durch die Peer-Group eine wirkungsvolle und ökonomische Technik darstellt, um Unbelehrbaren etwas beizubringen. Wir geben hier zwei Beispiele für jede Seite des Spektrums. Das Konzept der »Freien Universität« gedeiht in Ghettos und bei solchen Leuten, die die traditionelle Erziehung zurückweisen. Leicht retardierte Kinder können schwer retardierten beibringen, sich selbst anzuziehen und ihre Schuhe zuzubinden. Bei diesen Programmen wird dem Lehrenden bis zu DM –,75 pro Stunde bezahlt. Warum kann man John nicht helfen, indem man Paul – der besser in der Schule ist – darum bittet, John beim Lesen zu helfen? Pauls Verdienst dafür kann aus Prestige, Zeitpunkten oder sogar aus Geld bestehen.

Gemeinsame Durchsicht der Daten

Ganz gleich für welche Zwecke sich der Lehrer entscheidet, es sollte in jedem Fall ein regelmäßiges Zusammentreffen der Klasse abgehalten werden, bei dem sich alle einen Überblick über Johns Fortschritte verschaffen können. Lehrer und Schüler sollten seine Arbeit loben. Die Klasse soll dazu angehalten werden, John zu helfen. Außerdem sollte man die Klasse mit 5 Zeitpunkten belohnen, wenn die Daten zeigen, daß John sich verbessert hat. Das entspricht der Vergabe eines Bonus bei Einhaltung oder sogar Übererfüllung eines vorgegebenen Solls und wird die Wahrscheinlichkeit einer weiteren schulischen Verhaltensverbesserung steigern.

11 Behandlung schwerer Defizite

In gewisser Hinsicht entspricht die Aufgabe des Lehrers der eines Therapeuten. Der Lehrer ist in keiner Weise darauf vorbereitet, mit seltenen, ernsthaften Störungen fertig zu werden, die ihm während der Ausübung seines Berufes begegnen. Da er aber oft der einzig Verfügbare ist und da auch Defizite in allen Altersstufen auftauchen können, kommt ihm immer wieder die Aufgabe zu, Schüler mit solchen Defiziten zu unterrichten. In diesem Kapitel werden wir auf einige allgemeinere Probleme eingehen, die im Unterricht auftauchen und mit denen der Lehrer fertig werden muß. Außerdem sollte sich der Lehrer mit einem Spezialisten unterhalten und Rat von speziell geschulten Experten einholen. Wenn Sie einen Schüler mit Verhaltensproblemen haben, können Sie sich entweder einfach nicht darum kümmern oder versuchen, sein Verhalten zu ändern. Wir werden nun auf einige operante Techniken zur Änderung von schwierigem Verhalten eingehen.

Schließen Sie sich zusammen

Bereits zu Anfang dieses Buches haben wir auf die Bedeutung hingewiesen, die Hilfe von Schlüsselpersonen des betreffenden Schülers miteinzubeziehen. Im Falle eines Schülers mit sehr hohen Verhaltensdefiziten ist das doppelt wichtig und erweist sich als hilfreich. Die Eltern, der Rektor und die Lehrer können sich gegenseitig wertvolle Hinweise geben, um das Verhalten zu kontrollieren. Wenn sie Ihnen auch keine praktischen Richtlinien geben können, so können sie doch dazu beitragen, daß das Verhalten des Schülers über eine längere Zeit von Ihnen einheitlich kontrolliert und verstärkt wird. Angemessenes Verhalten wird in der Schule und beim Spielen, im Bus und zu Hause, vom Lehrer und den Eltern erwartet, hervorgerufen und verstärkt.

Beständige Schlüsselreize

In den Kap. 3 und 8 haben wir über die Wirkung von diskriminativen Reizen auf das Verhalten gesprochen. Schüler, die schwere Verhaltensdefizite aufweisen, benötigen in besonderer Weise konsistente Schlüsselsituationen, damit erwünschtes Verhalten mit höherer Wahrscheinlichkeit auftritt. Individuelle Arbeitspläne sollten so gründlich wie möglich angelegt werden. Wenn verschiedene Verhaltensweisen erwartet werden, sollten wir sie auch durch grundlegend verschiedene Schlüsselreize auslösen. Das kann zum Beispiel ein Wechsel des Arbeitsorts, des Arbeitsmaterials, der Farben des Materials, bestimmter Sätze etc. sein.
Maßnahmen, die die Zahl der ablenkenden bzw. überlappenden Schlüsselreize mindern, tragen zur Diskrimination bei.

Beständige Verstärkung

Je schwerwiegender das Verhaltensdefizit ist, desto wichtiger ist es, nur angemessenes Verhalten zu verstärken, und zwar sofort dann, wenn es auftritt. Kinder mit Verhaltensproblemen kommen häufig aus einer sehr labilen Umgebung. Dort wird jegliches Verhalten gelegentlich verstärkt, wogegen adaptives Verhalten nicht durchgängig verstärkt wird. Adaptive Gewohnheiten kommen nicht zur Ausbildung. Nicht-adaptive Gewohnheiten wurden eher durch eine stetige Verstärkung der entsprechenden Verhaltensweisen aufgebaut. Für die Behandlung ist es wichtig, daß nur adaptives Verhalten verstärkt wird, und zwar mit einem reichhaltigen Programm.

Wirkungsvoll Sprechen

Sie müssen lernen, das, was Sie sagen, in erster Linie zum Erschließen von erwünschtem Verhalten und zur positiven Verstärkung einzusetzen, und nicht zur Hemmung. Ignorieren Sie unerwünschtes Verhalten, oder lassen Sie die Konsequenzen dieses Verhaltens wirksam werden. Dabei sollten Sie wenig oder gar nicht sprechen. Wir haben bereits über die nicht-verbalen Gesten beim vorzeitigen Hinausschicken der Schüler aus der Klasse gesprochen. Schüler mit schweren Verhaltensproblemen sind häufig weder durch verbale Schlüsselreize zu beeinflussen, noch durch Lob oder andere soziale Verstärker zu verstärken. Sie sind entweder der Worte müde oder kommen aus einer Umwelt, in der sie niemals erfahren haben, daß Worte positiv verstärken können. PATTERSON stellte fest, daß nörgelnde Mütter Kinder haben, die nicht auf verbale Reize reagieren, ausgenommen wenn sie als diskriminative Reize für abweichendes Verhalten dienen. Jungen, die den Unterricht stören, reagieren oft in dieser Weise auf verbale Schlüsselreize oder Lob. Um dieses Problem zu vermeiden, ist es nützlich, verstärkende Reize nur auf eine der Sinnesarten zu richten und hemmende Reize auf eine ganz andere. Akustische Reize sollten mit positiver Verstärkung verbunden sein. Schweigen entspricht Nichtverstärkung. Hemmung wird durch Blickkontakt und die darauf folgenden Konsequenzen hervorgerufen. Eine positive Verstärkung wäre: »Das gefällt mir. Gut. Ja. Das ist richtig. Mach weiter so.« Nichtverstärkung: Ruhe, Wegschauen, Weggehen, Hemmung: Kopfschütteln, Stirnrunzeln, die Hand auf den Mund legen, auf die Uhr sehen, den Finger heben, das Licht ausmachen, Hinsetzen, bis der Lärm verstummt, eine Zeitstrafe mit der Stoppuhr signalisieren etc.

Indem man verschiedene Sinne anspricht, steigert man die Wahrscheinlichkeit, daß ein Kind mit problematischem Verhalten lernt, auf verbale Reize und Verstärkung zu reagieren. Es gibt klare Unterschiede zwischen der Stimme der nörgelnden Mutter und der Art, wie der Lehrer seine Stimme einsetzt. Für entgegengesetzte Handlungsweisen sollten Sie natürlich auch entgegengesetzte Signale einsetzen. »Rot« heißt z. B. aufhören, »Grün« weitermachen. Sie sollten aber nicht »Orange« und »Rosa« verwenden.

Wenn Sprechen positive Verstärkung bedeutet, dann sollten Sie nicht zuviel sprechen. Lehrer neigen dazu, zuviel zu reden, genau wie die nörgelnden Mütter. Sie sollten alles nur einmal erklären und Anweisungen auch nur einmal geben. Hat ein Kind eine wichtige Information nicht mitbekommen, dann ist das *sein* Problem. Sie müssen nicht jede Anweisung erklären: ignorieren Sie die vielen »warum«. Lernen Sie, nicht-verbale Schlüsselreize wie Kopfschütteln, Finger auf den Mund oder Abwenden einzusetzen. Die Übereinkunft sollte lauten: »Ich will euch durch mein vieles Reden nicht langweilen, ihr hört aber dann zu, wenn ich spreche.«

Hyperaktive Schüler

Einige Schüler zeigen nur geringe schulische Leistungen, aber eine hohe Quote abweichenden Verhaltens. Sie bleiben nur kurz auf ihren Stühlen sitzen. Solche Schüler sind häufig laut und zeigen hohe

Verhaltensraten als Reaktionen auf eine Vielzahl von Schlüsselreizen. Während sie in einer Zweiersituation längere Zeit ruhig an der Arbeit bleiben, werden sie in der Gruppensituation unaufmerksam und hypermotorisch.

Diese Schüler sollten einen Platz erhalten, an dem störende Reize minimiert werden können. Sie könnten mit dem Gesicht von der Klasse abgewandt sitzen, auf eine leere Wand oder in eine leere Ecke schauen und nach hinten abgeschirmt sein. Die Haltung kann durch einen am Sitz des hyperkinetischen Schülers angebrachten Gurt kontrolliert werden, der am besten mit einer Schnalle versehen und schwer zu lösen ist. Befestigen Sie den Gurt ruhig in dem Augenblick, wenn der Schüler beginnt, aufzuspringen. Der Schüler wird lange genug sitzen bleiben, um seine Aufgaben zu vollenden, wofür er verstärkt werden muß. Das Lösen des Gurtes kann der richtigen Fertigstellung einer bestimmten Anzahl von Aufgaben folgen. Dies gehört zu den Maßnahmen der Reizkontrolle und nicht zu denen der Hemmung.

Hyperaktive Schüler schwätzen häufig sehr viel. LINDSLEY empfiehlt einen besonderen Kontrollmechanismus, um dieses Verhalten zu unterdrücken. Jedesmal, wenn der Schüler spricht, bindet man ihm einen Mundschutz um, der Mund und Nase bedeckt. Dieser wird jeweils fünf Minuten getragen oder so lange, bis eine bestimmte Anzahl von Aufgaben gelöst ist. LINDSLEY und andere erzielten mit dieser Methode eine deutliche Abnahme des Sprechens. Die Anwendung dieser Methode ermöglicht dem Schüler ein ruhiges Arbeiten, so daß er dafür belohnt werden kann. Es ist wichtig, wirkungsvolle Verstärker für das aufgabenorientierte Verhalten des hyperaktiven Schülers auszuwählen. Werden diese in Verbindung mit einer graduellen Steigerung der Verstärkung, d. h. längere Intervalle der Aufmerksamkeit oder eine größere Anzahl gelöster Aufgaben, angewandt, kommt es zur Selbsterhaltung des angemessenen Verhaltens. Es hat sich herausgestellt, daß operante Techniken der Selbstkontrolle bei älteren hyperaktiven Kindern sehr wirkungsvoll sind. In einem solchen Programm wird der Schüler mit einem Datenblatt und einer Uhr ausgestattet. Man weist ihn an, seine verbesserten Intervalle der Arbeitszeit oder die gesteigerte Anzahl der richtigen Aufgaben, die er zwischen den Verstärkungen erreicht hat, aufzulisten. Außerdem notiert er auch das Aufstehen vom Platz und sein unerlaubtes Reden. Zu Beginn des Programms verstärkt der Lehrer den Schüler bei jedem Signal der Uhr oder wenn der Schüler seine Hand hebt, um anzuzeigen, daß er die geforderte Anzahl von Aufgaben vollendet hat. Schließlich werden die Verstärkungsintervalle länger, bzw. muß der Schüler mehr Aufgaben fertigstellen, um belohnt zu werden. Nach jedem Arbeitsintervall listet der Schüler seine verdienten Punkte auf. Bald beginnen die Schüler den »Kampf gegen die Uhr«. Sie versuchen, in einem Verstärkungsintervall mehr Aufgaben zu erledigen als im vorhergehenden. Durch die Benutzung von Vorgaben, Zeituhr, Bonusvergabe und Verstärkung durch den Lehrer kommt es zu einem sehr produktiven Spiel mit schulischer Arbeit. Die Tagesdaten werden aufgezeichnet. In Verbindung mit dem Lob des Lehrers und der ermutigenden Verstärkung besitzt man eine wirkungsvolle Technik, um den hyperaktiven Schüler zu kontrollieren.

Aufmerksamkeitsdefizite bei Vorschulkindern

Hyperaktive und verschlossene Kinder schenken ihrer Arbeit, ihrem Lehrer oder anderen Dingen nur kurzzeitig Aufmerksamkeit. Einige Kinder zeigen eine eigenartige Aversion gegen Blickkontakte. Sie sehen die Person, die mit ihnen spricht, nur selten an. Ihre oberflächliche Reaktion auf verbale Instruktionen läßt uns vermuten, daß sie gar nicht zuhören oder verbale Instruktionen überhaupt zurückweisen. Ein solches Verhalten zu ändern, bedingt eine Umformung der Umgebung in dem Maße, daß eine Reaktion wahrscheinlich wird, das erwartete Verhalten klar und einheitlich angeregt und durchgängig verstärkt wird.
Das äußerst hyperaktive Vorschulkind oder ein hyperaktiver Erstkläßler weist nur eine sehr kurze Aufmerksamkeitsspanne auf. Der erste Teil der Annäherung an normales Verhalten besteht darin, ruhiges Sitzen zu ereichen. Später werden längere Intervalle ruhigen Sitzens zwischen den Verstärkungen vom Schüler verlangt. Des weiteren wird das Kind immer dann verstärkt, wenn es denjenigen, der mit ihm spricht, ansieht. Die Rate des Anschauens im Gegensatz zum Wegblicken wird durch Verstärkung erhöht. Wenn das Kind dem Sprecher erst einmal Aufmerksamkeit schenkt, bedarf es längerer Aufmerksamkeitsperioden, um verstärkt zu werden. Schließlich lehrt man den Schüler, den Anweisungen zu folgen. Die Abfolge verläuft wie folgt: Sitzen → Kopfheben → Aufmerksamkeit → Erfüllung der Anweisung. Alle bisher genannten Vorgehensweisen können auf diese Verhaltenskette hinführen.
Da Hyperaktivität, Aversion gegen Blickkontakt und Ignoranz in Gruppensituationen besonders schlimm sind, beginnt man mit der Verhaltensänderung in einer Zweiersituation. Erst wenn in dieser

Situation die diskriminativen Reize konditioniert sind, geht man zu einer Gruppensituation über. Um weitere Techniken kennenzulernen und um eine bessere Vorstellung zu geben, was zu tun ist, wollen wir uns das folgende Beispiel einmal ansehen.
Tina besuchte den Kindergarten als mit dem operanten Konditionieren begonnen wurde. Sie wurde als leicht retardiert, hirngeschädigt und autistisch angesehen. In Gruppensituationen war sie äußerst hyperaktiv. Nur selten sah sie die Leute an, die mit ihr sprachen und auch die Anweisungen, die man ihr erteilte, erfüllte sie nur selten. Überall trug sie eine Puppe mit sich herum. Verschiedene Anläufe, sie zum Hinsetzen zu bewegen, endeten damit, daß sie einfach wegging. Auf den Versuch, daß sie uns ansehen sollte, wenn wir sagten, »Tina, schau uns einmal an«, reagierte sie nur abweisend.
Wir wählten die Puppe als Verstärker. Wir stellten zwei Stühle einander gegenüber. Wir führten Tina zu den Stühlen. Dann sagten wir zu ihr: »Tina, setz dich.« Tina setzte sich. »Du bist lieb, Tina.« Wir klopften ihr auf die Schulter und gaben ihr die Puppe zurück. So konditionierten wir Tina, sich auf unsere Anweisung hinzusetzen. Dann brachten wir ihr in der gleichen Weise bei, auf den Satz »Tina, sieh mich an« zu reagieren. Am Anfang führten wir ihre Augen zu uns hoch, indem wir die Hand unter das Kinn legten. Als Tina gelernt hatte, auf diese Schlüsselreize zu reagieren, führten wir sie an Gruppensituationen wie Märchenstunde und Fingerspiele heran. Ein Assistent half bei der Heranführung an das gewünschte Verhalten. Wenn sie die Anweisung nicht befolgte, nahmen wir ihr die Puppe weg, bis sie die richtige Reaktion zeigte. Das Hinsetzen wurde nach dem Intervallprinzip gesteuert und durch Lob, Streicheln oder Bonbons verstärkt. Tina lernte, sich hinzusetzen. Als nächstes brachte man ihr bei, den Erzieher anzusehen. Für jedes Anblicken wurde sie verstärkt. Tina schien die Geschichten und Schallplatten zu mögen, so daß sie ihnen mehr Aufmerksamkeit schenkte. Wenn sie aufstand, reagierte sie auf die Anweisung, sich wieder zu setzen. Der Assistent verstärkte die Aufmerksamkeit und die Erfüllung der Anweisung. Schließlich mochte Tina die Fingerspiele und wurde verstärkt, wenn sie sich mit diesen beschäftigte.
Schrittweise wurde Tina darauf konditioniert, ausschließlich auf soziale Verstärker zu reagieren. Dies wurde durch paarweise Verabfolgung der Verstärker erzielt.

Hohe Intensität   **Geringe Intensität**

Puppe → Bonbons → Streicheln → Lob

Zu Ende der Kindergartenzeit ließ Tina ihre Puppe zu Hause. Wenn sie gestreichelt wurde, lächelte sie, gluckste und streichelte ebenfalls. Während Gruppenaktivitäten, die der Erzieher leitete, saß sie aufmerksam da. Beim Spiel war sie immer noch laut und zeigte weiterhin Defizite beim Spielen mit anderen Kindern. Sie neigte dazu, die Aufmerksamkeit Erwachsener zu erregen. Dieses Verhalten wurde geändert, indem andere Kinder für das Spielen mit Tina verstärkt wurden und Tina für das Spielen mit anderen Kindern Gutscheine erhielt. Andere Kinder wurden angeregt, mit Tina zu spielen. Der Erzieher ging mit Münzen in der Hand zu den Kindern und sagte: »Wie wäre es, wenn Ihr mit Tina im Puppenhaus spielen würdet?« Das Befolgen der Anweisung erbrachte Lob und eine Münze. Alle wurden verstärkt, indem der Erzieher sich nur dann in ihrer Nähe aufhielt, wenn sie miteinander spielten. Für ihre Interaktionen, verbalen Äußerungen und gegenseitigen Anregungen erhielten sie Lob und Münzen. Wollte ein Kind den Erzieher einbeziehen, stellte er sich taub und wandte sich ab. Der Erzieher regte das Spiel wieder an mit den Worten: »Tina, Alice will mit dir mehr Perlen aufziehen.« Sobald die Kinder gehorchten, wurden sie verstärkt.

Für die verdienten Münzen durften die Kinder Schallplatten hören, Fingerspiele oder Geschichten auswählen, auf der Schreibmaschine schreiben oder Plätzchen und Milch in der Pause servieren. Tinas gelegentliche Perioden von Hyperaktivität wurden mit drei Minuten stillem Sitzen auf einem Stuhl behandelt. Der Erzieher sagte dann zu Tina: »Tina, du bist zu unruhig. Du mußt dich jetzt etwas ausruhen!« Dieser verbale Schlüsselreiz und das Hinsetzen waren diskriminative Reize für Tina. Sie gewann die Kontrolle über ihr Verhalten zurück.

Aufmerksamkeitsdefizite bei Erstkläßlern

In der zweiten Klasse zeigen Kinder mit unkorrigierten Aufmerksamkeitsdefiziten und einer so schweren Hyperaktivität wie in Tinas Fall gewöhnlich ein derart bizarres Verhalten, daß sie therapeutisch behandelt werden müssen oder nicht in öffentliche Schulen gehen können. Das muß aber nicht immer der Fall sein. Grenzfälle tauchen in jeder Klasse auf. Allgemein kann man sagen, je früher das Problem erkannt und geheilt wird, desto mehr lohnen sich die Anstrengungen, und desto leichter ist die Aufgabe. Schüler können nicht lernen, wenn sie sich auf relevante Schlüsselreize nicht konzentrieren können. Sie können Anweisungen nicht folgen, wenn sie sich diese nicht anhören. Viele junge Schüler, die normal intelligent erscheinen und keine

Wahrnehmungsstörungen haben, zeigen Aufmerksamkeitsdefizite bezüglich relevanter Schlüsselsituationen. Die Aufgabe der Behandlung besteht darin, Aufmerksamkeit durch klare Schlüsselreize zu erregen, störende Reize zu minimieren und das aufmerksame Verhalten zu verstärken. Wiederholte Verstärkung in bezug auf durchgängige Schlüsselsituation bildet einen klaren diskriminativen Reiz, und genau das brauchen diese Schüler.

Die Abfolge »Sitzen → Aufmerksamkeit → Erfüllung der Anforderung« soll erlernt werden. Das erste Glied dieser Abfolge, das Sitzen, ist bereits in ausreichendem Maße diskutiert, so daß Sie in der Lage sein müßten, dieses Verhalten herbeizuführen. Das zweite Element bedarf einer größeren Vorbereitung, da es Techniken erfordert, die bei älteren Grundschülern besser anzuwenden sind.

Es kann sein, daß ein Schüler, der seine Augen auf Sie gerichtet hat, Ihnen keine Aufmerksamkeit schenkt, jedoch ist es wahrscheinlicher, daß er Ihnen zuhört. Es ist auch wahrscheinlicher, daß ein Schüler eine Rechenaufgabe richtig löst, wenn er sich die relevanten Zahlen ansieht. Wir wollen diese Art von Verhalten herbeiführen. Wir sollten die Aufgabe so angehen, daß wir das Problemverhalten mit dem Schüler selbst besprechen und ihn rational überzeugen, daß er besser sein wird, wenn er aufmerksamer ist. Dann gehen Schüler und Lehrer gemeinsam daran, seine Fähigkeiten zu verbessern.

Wir wollen zunächst auf den Schüler mit einem schweren Aufmerksamkeitsdefizit eingehen. In Situationen, in denen der Lehrer Instruktionen gibt, sind die Augen des Schülers selten auf ihn gerichtet. Er döst vor sich hin oder spielt mit irgendwelchen Dingen auf seinem Tisch. Sein daraus resultierendes Verhalten – er leistet den Anweisungen nicht Folge – zeigt, daß er nicht zugehört hat. Der selbständigen Aufgabenlösung schenkt er genausowenig Aufmerksamkeit. Außerdem verbringen solche Schüler einen großen Teil der Zeit damit, mit ihrem Nachbarn zu schwätzen.

Ganz gleich, ob der Lehrer oder ein Buch die relevanten Schlüsselreize bietet, die Augen des Schülers sollten darauf gerichtet sein. Drei Verhaltensweisen weisen auf einen Mangel an Aufmerksamkeit hin:
1. Augen- oder Kopfbewegung, die vom Schlüsselreiz wegführen
2. irrelevante Dinge, die zwischen Augen und Schlüsselreizen stehen
3. Dösen oder Malen anstelle der geforderten Schreibaufgaben.

Wir wollen ein Verhalten verstärken, das die Aufmerksamkeit auf einen Schlüsselreiz lenkt. Es ist nützlich, wenn der Lehrer für dieses Heranführen etwas weiter vom Schüler entfernt ist, besonders dann, wenn die Aufmerksamkeitsspanne des Schülers weniger als zwei Minuten beträgt. In den USA verwendet man dazu ein elektromecha-

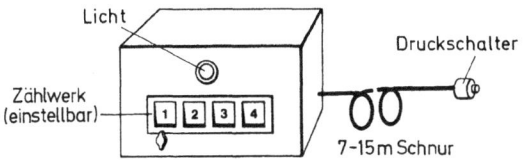

Abb. 15. Die Work-box[1]

nisches Gerät, eine sogenannte »Work-box«, wie sie Abb. 15 zeigt. Während des Unterrichts verstärkt der Lehrer oder sein Assistent die Aufmerksamkeit des betreffenden Schülers.
Das Gerät steht auf dem Tisch des zu behandelnden Schülers. Richtet der Schüler seine Aufmerksamkeit auf die relvante Aufgabe, drückt der Assistent oder der Lehrer auf den Knopf. Es erscheint ein Licht, das Zählwerk klickt und rückt weiter. Es zeigt die Punkte an, die sich der Schüler verdient hat. Die Verstärkung kann entsprechend dem Intervall- oder Ratenprogramm erfolgen. Im Falle, daß die Verhaltensspanne zwei Minuten übersteigt und der Schüler nicht zu jung ist, kann auf das Gerät verzichtet werden. An ihre Stelle kann die operante Selbstkontrolle, das eigenhändige Auflisten oder die Zeituhr treten.
Eine Work-box erleichtert zwar die Arbeit, sie ist aber nicht unbedingt erforderlich. Jedes andere klare Signal, das den Schüler für seine Aufmerksamkeit verstärkt, kann verwendet werden. Der Lehrer oder sein Assistent kann z. B. eine Karte heben, um die Verstärkung anzuzeigen, oder der Assistent kann sich neben den Schüler setzen und ihn für aufmerksames Verhalten durch Münzen oder mit Streicheln belohnen.
Sobald die Aufmerksamkeitsspanne eines Schülers zwei Minuten übersteigt, kann man zur operanten Selbstkontrolle übergehen. Wir sind darauf bereits in dem Abschnitt über das hyperaktive Kind eingegangen.
Nicht alle orientierenden Schlüsselreize müssen aus der Umgebung kommen. Das folgende Beispiel zeigt, wie ein Schüler lernte, sich selbst Schlüsselreize zu geben: Tom war in der fünften Klasse. Seine durchschnittlichen Leistungen im Rechnen lagen bei 2,5 Punkten und im Lesen bei 3,6 Punkten nach einem standardisierten Test. Toms IQ

---

1 Der Autor wurde mit diesem Gerät erstmalig am Oregon Research Institute, Eugene, Oregon bekannt, wo Gerald R. PATTERSON und Roberta RAY sie zur Verstärkung von angemessenem Verhalten benutzten.

lag bei 117. Obwohl Toms Leistungen nicht gut waren, schien er doch alles zu verstehen. Eigenartigerweise las Tom die einfachen Texte für das fünfte Schuljahr sogar ganz gut vor. Wenn der Lehrer sich um ihn kümmerte und seine Aufmerksamkeit auf die Arbeit lenkte, konnte er auch seine Rechenaufgaben ordentlich machen. Tom war der klassische Fall für ein schweres Aufmerksamkeitsdefizit. Ferner ergab der augenärztliche Befund, daß Tom einen Augenfehler (Amblyopie) sowie eine leichte Muskelschwäche hatte. Mit Hilfe der Work-box wurde seine Aufmerksamkeitsspanne auf zwei Minuten gesteigert. Tom konnte sich und der Klasse damit Extra-Spielzeit verdienen. Dann wurde bei ihm ein Programm zur operanten Selbstkontrolle angewandt. Tom freute sich, wenn er die Uhr stellen, die fertigen Rechenaufgaben eintragen konnte und wenn er mehr Aufgaben oder Sätze fertig hatte, bevor das Signal ertönte. Beim Lesen und in Verständnistests sowie im Rechnen blieb seine Fehlerquote hoch. Die Erleuchtung erbrachte das Rechnen, denn hier waren die Lösungen so falsch, daß der Lehrer glaubte, Tom hätte sie erraten. Eine weitere Überprüfung ergab, daß Tom Teile benachbarter Aufgaben miteinander kombinierte, daß er Reihen übersprang, und daß er Rechenoperationen durcheinanderwarf. Er »vergaß« einfach, daß er gerade addierte oder subtrahierte. Bei Aufgaben, in denen diese Operationen abwechselten, war Toms Fehlerquote am höchsten. Toms Augen waren zwar auf die Arbeit, seine Aufmerksamkeit aber nicht auf die richtigen Schlüsselreize gerichtet. Dies ist schwer nachzuweisen, weil schnelle Augenbewegungen schlecht zu beobachten sind. Das Problem wurde wie folgt behandelt: Tom sollte einen Finger unter die Rechenanweisung legen und sie laut vorlesen: »Addiere.« Dann sollte er den Finger unter die Aufgabe legen und ebenfalls lesen: »Addiere 421 plus 713.« Während Tom rechnete, mußte er seinen Finger unter der Aufgabe halten. In einem Tag sank Toms Fehlerrate auf die Hälfte. Weil Tom seine Finger zum Rechnen benutzte, verlor er manchmal die Aufgabe. Man brachte ihm bei, seinen Radiergummi unter die Aufgabe zu legen. So wies der Radiergummi auf das Problem auch wenn Tom die Hand bewegte. Die Fehlerquote sank weiter. Die Verstärkungen für die richtigen Schlüsselreize brachten die Diskrimination zustande. Beim Lesen ging man ähnlich vor. Man brachte Tom die Schnell-Lese-Technik mit Hilfe einer Markierung bei. Er legte jeweils ein Blatt Papier unter die Zeile, die er las. Am Ende jedes Abschnittes machte Tom eine Pause und fragte sich, »Was habe ich gerade gelesen?«. Dann faßte er das Gelesene mit ruhiger, lauter Stimme zusammen. Anschließend ging er zum nächsten Absatz über. Am Ende der Seite hielt er wieder inne,

wiederholte die Frage und faßte den Inhalt der gerade gelesenen Seite zusammen. Sein Verständnis und sein Gedächtnis verbesserten sich deutlich. Die erste Technik, der Gebrauch der Markierung, war eine Methode der Reizkontrolle, die die Schlüsselreize besser hervorbrachte. Die Zusammenfassung stellte einen Verstärkungsmechanismus dar, der Tom zwang, sich aktiv mit dem geschriebenen Material auseinanderzusetzen. Außerdem war es ein Kontrollmechanismus, durch den Tom feststellen konnte, ob er die relevanten Reize für ein vernünftiges Konzept aufmerksam genug aufgenommen hatte. Die Verstärkung der Aufmerksamkeit auf die relevanten Schlüsselreize ließ diese zu diskriminativen Reizen werden.
Man sollte beachten, daß jede Methode, die eine Person zu einer aktiven Reaktion auf die relevanten Schlüsselreize zwingt, die Wahrscheinlichkeit erhöht, daß dieses Material behalten wird. Das trifft auf uns alle zu, nicht nur auf Leute mit Wahrnehmungsproblemen. Aus diesem Grunde arbeitet man mit programmiertem Material, das eine mündliche oder schriftliche Antwort erfordert. Unprogrammiertes Lesematerial, wie z. B. dieses Buch, wird wesentlich besser behalten, wenn man aktiv auf einzelne Abschnitte, Seiten und Kapitel eingeht. Das ist eine sehr wertvolle Lerntechnik, die wir jedem Schulkind beibringen sollten.

Das Außenseiterkind

Das Außenseiterkind zeigt periodisch Verhaltensprobleme. Es kann gute oder schlechte Jahre haben, je nachdem, wie gut der jeweilige Lehrer sein Verhalten anregt oder verstärkt. Seine Akte zeigten häufig die Instabilität und Variabilität seines Verhaltens unter dem Einfluß wechselnder Schlüsselsituationen und Verstärkungsprogramme. Wir wissen, daß sich Schüler in sehr wesentlichen Eigenschaften unterscheiden. Eine dieser Eigenschaften besteht darin, wie gut die gewöhnlich im Unterricht auftretenden diskriminativen Reize ihr Verhalten kontrollieren können. Eine andere wieder besteht in dem Ausmaß der Verstärkung, die erforderlich ist, um die Reaktionsbereitschaft auf diese kontrollierenden Schlüsselreize aufrechtzuerhalten. Das notwendige Ausmaß der Verstärkung, die ein Schüler braucht, um eine stabile und angemessene Rate schulischer Leistungen und sozialen Verhaltens aufrechtzuerhalten, hängt weitgehend von der Zufälligkeit der Verstärkung ab, an die das Kind durch Elternhaus und Schule gewöhnt ist. Wenn ein Schüler dafür verstärkt wird, daß er die Anweisungen seiner Mutter (Schlüsselreize) nicht beachtet, indem sie ihm gestattet, das zu tun, was ihm gefällt, oder indem er ihr ineffektives Nörgeln ignoriert, neigt er dazu, auf die Schlüsselreize einer Lehrerin nur in geringem Maße zu reagieren. Anweisungen von Frauen sind für ihn keine stark diskriminativen Reize. Um überhaupt Kontrolle über das Verhalten eines solchen Schülers zu gewinnen, ist es notwendig, Schlüsselreize sehr klar zu präsentieren, ihn für angemessenes Verhalten häufiger zu verstärken als andere Schüler und möglicherweise hemmende Konsequenzen für unangemessenes oder abweichendes Verhalten einzusetzen.

Lehrer schaffen eine verhältnismäßig differenzierte Verstärkungsatmosphäre in ihrem Unterricht. Glücklicherweise sind die Verstärkungsprogramme, die die Lehrer aufbauen, und die, bei denen das Verhalten der Schüler funktioniert, ähnlich genug, um gegenseitige Zufriedenheit herbeizuführen. Es gibt jedoch viele Außenseiterkinder, die, bedingt durch ihre Verstärkungsgeschichte, außerhalb der Kontrolle in der Klasse stehen. Wenn ein Lehrer ein solches Kind in seiner Klasse hat – gewöhnlich sind ein bis zwei solcher Kinder in jeder Klasse zu finden –, muß er für dieses Kind Schlüsselsituationen und Verstärkungsprogramme aufstellen, die sein Verhalten kontrollieren können. Sonst muß sich der Lehrer ständig mit dem Problemverhalten auseinandersetzen.

Der Außenseiter und der Schüler, der sein offensichtliches Problemverhalten durch ein operantes Programm modifizieren konnte, sind sich sehr ähnlich. Beide haben eine Verstärkungsgeschichte, in der angemessenes wie unangemessenes Verhalten gefestigt wurde. Gewisse Schlüsselreize, die es in jeder Klasse gibt, dienen als diskriminative Reize, die den Außenseiter dazu zwingen, von Tag zu Tag wechselndes Verhalten – z. B. Aufmerksamkeit oder Gleichgültigkeit – zu zeigen. Obwohl es dem Lehrer möglich ist, solches Verhalten zu stabilisieren, dann das Verstärkungsprogramm bis zu dem Punkt zu strecken bzw. zufällig zu gestalten, bis dieser Schüler von den gleichen Schlüsselreizen und Verstärkern kontrolliert wird wie alle anderen, tauchen doch viele Schwierigkeiten auf. Ähnlich wie bei dem Problem, die Verstärkung des abweichenden Verhaltens durch die Peer-Group auszuschalten, ist der Lehrer nicht der einzige, der Schlüsselreize bzw. Verstärkungen verteilt. Der Schüler verbringt auch Zeit zu Hause oder bei anderen Leuten, die ihn unverändert behandeln und dadurch sein instabiles Verhaltensmuster erhalten. Ähnliche Situationen, die vom Schüler ein gewisses Verhalten erfordern, enthalten sehr ähnliche diskriminative Reize. Der Lehrer muß in der Klasse ein Klima schaffen, das sich von dem, das abweichendes Verhalten produziert, dadurch unterscheidet, daß bestimmte diskriminative Reize und positive Verstärker nur für angemessenes Verhalten gegeben werden. Wenn das nicht geschieht, werden die Außenseiter weiterhin jenes abweichende Verhalten zeigen, das in der Vergangenheit so häufig verstärkt wurde.

Das behinderte Kind

Wenn wir mit Schülern zu tun haben, die ein schweres Verhaltensdefizit aufweisen, sollten wir nichts für den Schüler tun, was er nicht auch selbst tun könnte. Viele dieser Verhaltensdefizite erscheinen bei Kindern mit Mißbildungen, sensorischen Defiziten, Störungen des Zentralnervensystems, schweren Krankheiten in der Kindheit oder weinerlichem, starrem Verhalten und resultieren aus den verminderten Erwartungen, die Eltern und Lehrer an das Kind stellen. Diese Kinder hatten keine Gelegenheit zu lernen, etwas für sich selbst zu tun. Sie werden verstärkt, wenn sie sagen »Ich kann nicht«, wenn sie bei irgendeiner Tätigkeit zurückbleiben und die Erwachsenen diesem Verhalten viel Aufmerksamkeit schenken. Wenn man sagt »Armes Kind, erwartet doch nicht alle so viel von ihm«, so bedeutet das, daß man dem Kind eine zweifache Behinderung auferlegt. Ist das Liebe? Bereitet man das Kind auf diese Art darauf vor, ein selbständiger Erwachsener zu werden? Eine solche Einstellung behindert es nur noch mehr.
Achten Sie besonders auf ein Kind, das nichts ausprobiert. Wählen sie Aufgaben aus, von denen Sie sicher sind, daß das Kind sie bewältigen kann. Stellen Sie die Aufgabe vor, wenn Sie Zweifel haben, daß sie die gegenwärtige Fähigkeit des Kindes übersteigt. Fordern Sie den Schüler auf, die Aufgabe selbst zu machen. Das ist für ihn ein effektiver Weg, um zu lernen. Wenn Sie ihm eine Aufgabe vorstellen, die er nicht wiederholen kann, lernt er bei weitem nicht so viel. Das entspricht jener effektiven Methode, die ängstliche Eltern häufig anwenden, wenn sie den Kindern bei den Hausaufgaben helfen.. Die Eltern machen die Hausaufgaben, und das Kind lernt nur wenig mehr, als wie es die Eltern dazu bringt, die Hausaufgaben zu übernehmen.
Beim behinderten Kind sollten Sie eine komplexere Aufgabe in kleineren Schritten angehen als bei einem normalen. Bestehen Sie darauf, daß der Schüler die erforderlichen Reaktionen zeigt, bevor Sie ihn durch Ihre Aufmerksamkeit verstärken. Fordern Sie, daß der Schüler zuerst eine Aufgabe fertig macht, bevor er mit der nächsten Tätigkeit beginnt. Die geforderte Aufgabe muß im Rahmen der Fähigkeiten

des betrefffenden Kindes liegen. Der Schüler soll jede Hilfe bekommen, die er benötigt, solange er in angemessener Form, d. h. ruhig und durch Handzeichen, darum bittet. Andernfalls sollten Sie ihn ignorieren. Der Schüler darf keine neue Aufgabe beginnen, bevor Sie die erste nicht nachgesehen und ihn dafür verstärkt haben. Der Schüler muß seine Aufgabe beenden, auch wenn das Pausenzeichen schon erklungen ist bzw. eine andere Unterbrechung – wenn nicht gerade Feueralarm – gegeben ist. Versuche, diese Regel zu verletzen, werden mit Härte angegangen. Ein großer Teil der Verhaltensweise, daß der leistungsschwache Schüler etwas gar nicht erst versuchen will, resultiert aus seinem geringen Selbstvertrauen. Etwas für ein Kind tun, das es selbst bewerkstelligen kann, heißt: 1. ihm Erfolg vorzuenthalten, 2. die nutzlose Manipulation anderer zu verstärken und dadurch dem Wettbewerb aus dem Weg zu gehen. Das Kind wird zum Versager. Wir müssen jedoch dafür sorgen, daß es erfolgreich ist. Es kann aber nur Erfolg haben, wenn es beständig das tut, was im Bereich seiner Fähigkeiten liegt.

Die Umkehrung von Verhaltenskombinationen

Diese Technik ist für den Behandlungsprozeß besonders wertvoll. Eine Verhaltenskette besteht aus einer Serie von untereinander verbundenen Verhaltensabschnitten. Denken Sie daran, daß das operante Konditionieren nach einem Rückkopplungsprinzip funktioniert, in dem spätere Ereignisse die Festigkeit des vorangegangenen Verhaltens kontrollieren. Die erfolgreiche Ausführung des auf eine Verhaltensweise folgenden Verhaltens steigert die Wahrscheinlichkeit, daß das vorangegangene Verhalten korrekt wiederholt wird. Die Fertigstellung einer Aufgabe, die für den Ausführenden von vornherein erfolgreich zu sein scheint, verstärkt die vorhergehenden Verhaltensabschnitte und von diesen hauptsächlich den vorletzten. Wenn ein Kind nicht »Bilderbuch« sagen kann, dann können wir es mit dieser Methode schrittweise an das richtige Wort annähern. Wir teilen das Wort in drei Silben und sprechen dem Kind zuerst die letzte Silbe vor: »buch«. Das Kind spricht diese Silbe nach, und wenn es diese richtig nachgesprochen hat, verstärken wir es dafür. Das gleiche geschieht mit den beiden anderen Silben. Dann soll es zunächst zwei der Silben« »derbuch« nachsprechen und wird wieder verstärkt für die richtige Antwort. Schließlich haben wir das ganze Wort zusammengesetzt: »Bilderbuch«, und das Kind kann es nachsprechen, wofür wir es wieder verstärken.

Das o. a. Beispiel zeigt die Anwendung der Umkehrung von Kombinationen beim Sprechenlernen. Sie ist für jede mehrschrittige Abfolge nützlich. Wenn wir mit dem ersten Glied beginnen, so bedeutet das, dem Kind eine erfolgreiche Ausführung einer Aufgabe so lange zu versagen bis es sich durch die ganze Kette hindurchgearbeitet hat. Es neigt dazu, einzelne Schritte zu vergessen, weil die Verstärkung erst erfolgt, wenn spätere Folgen wahrscheinlicher als frühere auftreten. Man plant die Instruktionen so, indem man die Glieder der Kette von unten nach oben auflistet. Wir wollen uns einmal das Beispiel ansehen, wie ein Kind lernen kann, seinen Anorak anzuziehen und den Reißverschluß zu schließen. Teilen Sie diese Aufgabe in mehrere Schritte in umgekehrter Reihenfolge auf. Wir wollen hier nur das Schließen des Reißverschlusses in Betracht ziehen.

1. Das Kind zieht den Reißverschluß auf, indem es mit der rechten Hand den Schieber führt.
2. Die rechte Hand greift den Schieber, die linke hält den Anorak unten fest.
3. Das Kind setzt die Hälften des Reißverschlusses zusammen, die rechte Hand am Schieber, die linke neben der Einsatzstelle.
4. Die rechte Hand faßt den Schieber, die linke Hand führt das linke Teil in den Schieber hinein.
5. Die rechte Hand faßt den Schieber, die linke den Stoff der linken Reißverschlußhälfte.
6. Die rechte Hand zieht den Schieber nach oben.

Mit dem ersten Schritt lernt das Kind, den Reißverschluß aufzuziehen. Das macht Spaß und wirkt verstärkend. Als nächstes führen Sie die Hände des Kindes an Position 2, nehmen Ihre Hände weg und erlauben ihm so, das Kleidungsstück selbständig zu halten. Verstärken Sie durch Ihre Aufmerksamkeit. Das Zuziehen des Reißverschlusses wird in dem Moment zur Verstärkung, in dem das Kind ihn bewegen kann. Bei jedem Schritt, bei dem das Kind Schwierigkeiten hat, sollten Sie die Aufgabe in zwei weitere Schritte unterteilen, und zwar wieder in umgekehrter Reihenfolge. Gehen Sie die Schritte durch, bis das Kind jeden Schritt selbständig beherrscht und es sich den Anorak selbst anziehen kann, nachdem es ihn selbst geholt hat. Die Bildung umgekehrter Kombinationen ist eine nützliche Technik, um dem Schüler eine Handlungsabfolge beizubringen, besonders wenn dieser Schwierigkeiten hat, die einzelnen Schritte selbst durchzuführen.

Einsatz freiwilliger Helfer

Geistig retardierte Kinder, Kindergartenkinder und Erstkläßler zeigen bei Schulantritt eine Vielzahl von Verhaltensdefiziten. Viele dieser Kinder zeigen kein angemessenes Verhalten in der Klasse und erfordern viel Training, bis sie unter Kontrolle sind. Solche Kinder brauchen klare Schlüsselreize und ein umfangreiches Programm sozialer und nicht-sozialer Verstärkungen. Das kann man mit Unterstützung freiwilliger Helfer erreichen. Die spezifischen Ziele bestimmt der Lehrer. Der Helfer verteilt Verstärkungen, wenn der Schüler das geforderte Verhalten zeigt. Diese freiwilligen Helfer können ohne großes vorheriges Training effektiv und nutzbringend eingesetzt werden, wenn der Lehrer folgende sechs Punkte beachtet:

1. Geben Sie eine Verhaltensbeschreibung für jedes Kind, das besondere Schlüsselsituationen und Verstärkungen braucht. Diese Anweisungen sollten einfach sein und können wie in Abb. 16 aufgelistet werden.
2. Stellen Sie allgemeine Regeln für das Verhalten in der Klasse auf. Befestigen Sie diese auf einer Wandtafel.
3. Versorgen Sie die Helfer mit Gutscheinen oder Münzen.
4. Bringen Sie den Helfern bei, soziale Verstärkungen sowie Gutscheine an alle Schüler zu verteilen, die Sie bei angemessenem Verhalten beobachten. Halten Sie die Helfer an, nicht zu korrigieren oder kritisieren. Die Regel heißt »Sprechen Sie nur in Verbindung mit Gutscheinen, die nur für angemessenes Verhalten ausgegeben werden.«
5. Die Helfer unterstehen Ihrer Leitung. Wenn Sie z. B. sagen: »Tom ist aber heute sehr aufmerksam«, sollten die Helfer Tom beobachten und ihn für sein Verhalten verstärken.
6. Denken Sie daran, die Helfer zu verstärken.

Es gibt viele Hausfrauen, die Ihnen gerne freiwillig helfen. Sie kommen gerne wieder, wenn sie in der Klasse eine klar definierte Rolle spielen, diese schnell lernen können und sich von Nutzen fühlen. Die sechs oben genannten Punkte können dazu beitragen. Der Lehrer führt operante Techniken vor, die die Helfer durch Beobachtung lernen können. Helfer, die besonderes Interesse und Talent zeigen, können den Plan der Verhaltensanweisungen (Abb. 16) führen.

Solch ein Programm mit freiwilligen Helfern kommt dem Lehrer sehr zugute. Außerdem gibt es Hausfrauen die Chance zu helfen und versieht sie mit neuen Techniken für ihre eigenen Kinder, ermöglicht ihnen die »Flucht« aus dem Hause sowie ein soziales Ereignis ein-

Name...	Datum...
Schlüsselreize:	Beobachten Sie, ob Pam auf die Anweisung des Lehrers:»Kinder, jetzt ist es Zeit,... zu machen«, reagiert. Wenn nicht, gehen Sie zu ihr hin und sagen:»Pam, setz Dich« oder»Pam, sieh den Lehrer an«.
Welches Verhalten soll angeregt werden:	Pam muß lernen, still zu sitzen und den Lehrer anzuschauen, wenn er der Klasse Anweisungen gibt, eine Geschichte vorliest oder mit der Klasse singt. Beobachten Sie, ob sie sitzt bzw. ob sie den Lehrer ansieht.
Wie verstärken Sie:	Sagen Sie:»Pam, du sitzt sehr schön auf deinem Platz«, etc. Klopfen Sie ihr auf die Schulter, wenn sie 20 sec. oder länger sitzen geblieben ist. Geben Sie ihr einen Gutschein für 22 Erfolge. Belohnen Sie ihre Aufmerksamkeit von 10 sec. Geben Sie ihr jedesmal einen Gutschein und sagen Sie:»Pam, du paßt sehr gut auf«.
Wie halten Sie die Daten fest:	Machen Sie während der Vorlesestunde ein Zeichen für: je 20 sec. Sitzen je 10 sec. Aufmerksamkeit

Abb. 16. Verhaltensanweisungen

oder zweimal in der Woche. Der Lehrer sollte sein Zimmer und den Kaffee mit diesen freiwilligen Helfern teilen. Eine kleine Veränderung eines solchen Hilfsprogramms, das Lehrer mit ausgezeichneten Hilfskräften versieht und die Hilfskräfte mit ausgezeichnetem Training, besteht in der Beschäftigung von Studenten. Die meisten höheren Schulen bieten Kurse in Psychologie oder Soziologie an. Wissenschaften werden schon in den letzten Klassen der Grundschule gelehrt. Schüler der letzten Klassen wie auch Studenten geben interessierte Hilfskräfte ab.

Ein einwöchiges Praktikum als Hilfskraft in einer Klasse innerhalb eines Kurses in Wissenschaft, Familie und Ehe oder einem Fach der Sozialwissenschaften bietet unersetzliche Erfahrung in angewandten operanten Techniken. Eine Gymnasiastin, die während eines Semesters einen halben Tag als Hilfskraft gearbeitet hat, wird ihr Abitur machen und wertvolle Erkenntnisse über das Aufziehen von Kindern erhalten haben.

Sie, wie auch die Kinder in der Klasse, ihr zukünftiger Nachwuchs und die Gesellschaft werden davon profitieren.

12 Streckung und Randomisierung der Verstärkungsprogramme

Warum Streckung?

Die Streckung und Randomisierung (zufällige Verteilung) von Verstärkungsprogrammen sind integrierte Teile des Programms zur Verhaltensänderung. Beide Komponenten machen es wahrscheinlicher, daß neues durch operantes Konditionieren aufgebautes Verhalten auch außerhalb der speziellen Bedingungen des Programms zur Verhaltensänderung funktioniert. Wird das Verstärkungsprogramm nicht sehr sorgfältig gestreckt und randomisiert, wird das neue Verhalten abgeschwächt, und der Schüler zeigt kurz nach Abschluß des Programms wieder das alte, abweichende Verhalten.

Zeitpunkt der Streckung

Die Streckung sollte beginnen, sobald die Tagesdaten dem Lehrer zeigen, daß die Arbeitsrate hoch genug ist und daß sie sich stabilisiert hat. Geringe Unterschiede in den einzelnen Tagesdaten beweisen, daß das Verstärkungsprogramm genügend Kontrolle über das Verhalten ausübt. Solche Unterschiede können ausgeglichen werden, indem man das Verhalten etwas häufiger verstärkt. Das geschieht am einfachsten, wenn man einen kleineren Verhaltenszyklus wählt. Je mehr Zyklen in einem bestimmten Zeitintervall erscheinen, desto mehr Verstärkungen können ausgegeben werden. Hier ein Beispiel, das sich auf Abb. 17 bezieht.
Karl war der Clown der Klasse. Er schaffte durchschnittlich eine Aufgabe pro Woche im Schreiben. Die Gesamtrate seines Sprechens und Aufstehens von dreizehn bis vierzehn Uhr lag bei 0,55 pro Minute. Sein Lehrer stellte folgenden Plan auf: »Für jede richtige Aufgabe verdienst du für dich und die Klasse fünf Minuten mehr Zeit für Gymnastik. Jedesmal, wenn du aufstehst oder sprichst, setze ich das Zählwerk in Gang.« Nach einer Woche begann der Lehrer langsam, das Verstärkungsprogramm zu strecken. Achten Sie darauf, was in der zweiten Woche passierte. »Mache die Aufgabe fertig« ist ein

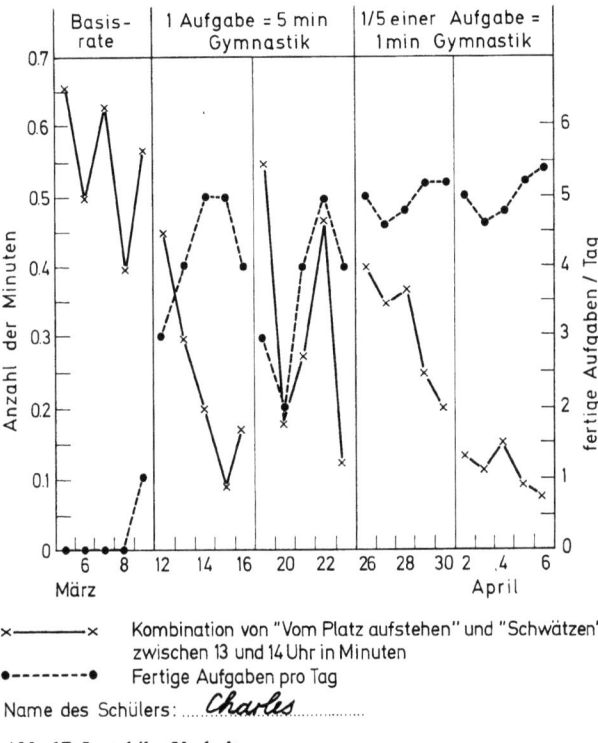

Abb. 17. Instabiles Verhalten

sehr großer Verhaltenszyklus. An seinen besten Tagen erhielt Karl nur vier bis fünf Verstärkungen pro Tag. Während sich das zu zwanzig bis fünfundzwanzig Minuten Gymnastik anhäufte, war die Verstärkungsquote, also die Anzahl der Verstärkungen pro Zeiteinheit, sehr gering. Es ist besser, die Verstärkung in kleineren Dosen, aber häufiger anzuwenden. Um ganz sicherzugehen, muß sich die Verstärkungsquote der Quote des abweichenden Verhaltens annähern.

Der Lehrer entschied sich dafür, jede Aufgabe in fünf Abschnitte zu teilen. Karl verdiente eine Minute Gymnastik für die Klasse für jeden dieser neun kleineren Verhaltenszyklen. Obwohl er nun insgesamt nicht mehr Gymnastikzeit verdiente, wurde er ca. fünfundzwanzigmal am Tag für angemessene schulische Leistungen verstärkt. Das war lediglich eine Verstärkungsquote von 0,1 pro Minute, also viel weniger als die 0,2 bis 0,5 Rate seines Sprechens. Der Lehrer sah, daß er mit diesem gestreckten Programm das Verhalten kontrollieren konnte, und die Daten zeigten ihm, daß seine Entscheidung richtig war. Betrachten wir die Daten der dritten und vierten Woche. Die Verhaltensquoten zeigten keine wesentlichen Veränderungen, aber die Schwankungen zwischen den einzelnen Tagen wurden ausgeglichen. Das Verhalten stabilisierte sich – und zwar unter der Kontrolle des Verstärkungsprogramms.

Streckungsregeln

Verhalten unter der Kontrolle eines Verstärkungsprogramms bleibt konstant oder steigert sich sogar. Das Verstärkungsprogramm wird nicht gestreckt, wenn die Quote des erwünschten Verhaltens sinkt. Ein erstes Anzeichen für eine Streckung kann ein Intervall mit stetigen oder ansteigenden Raten des gewünschten Verhaltens sein. Wenn die Verhaltensrate in den letzten fünfzehn Verstärkungsintervallen nicht gesunken ist, kann man das Verstärkungsprogramm strecken. Ein Verstärkungsintervall entspricht der Zeit, in der sich ein Verhalten zeigen muß, oder der Anzahl der vollendeten Verhaltenszyklen bis zur Verstärkung. Zum Beispiel bei einem 5:1 Quotenprogramm muß ein Schüler fünf Buchstaben schreiben, bevor er eine Verstärkung erhält. Um eine Streckung der Quote in Betracht zu ziehen, muß man die letzten fünfzehn Blöcke von jeweils fünf Buchstaben betrachten, wobei die Zeit zwischen den Verstärkungen konstant blieb oder abgesunken ist. Ein gröberer Weg zur Kontrolle besteht darin, den Anfangs- und den Endpunkt von zwei Zeitblöcken von ca. fünfundzwanzig Buchstaben in jeweils fünfundsiebzig Buchstaben umfassenden Sequenzen zu notieren. Wenn der Schüler die vierzig bis neunundfünfzig Buchstaben in der gleichen oder in weniger Zeit schafft wie eins bis zwanzig, kann man das Programm strecken. Nehmen wir an, daß John nach einer 2:1 Quote behandelt wird, um sein Fluchen in der Pause abzustellen. Der Lehrer beobachtet, daß John in den letzten fünfunddreißig Minuten nicht geflucht hat. Soll das Programm gestreckt werden? Bei 2:1 entsprechen fünfzehn Verstärkungsintervalle von jeweils zwei Minuten genau dreißig Minuten. Die Quote kann also gestreckt, das Verstärkungsprogramm gekürzt werden.

Die Fünfzehn-Intervall-Regel ist nicht absolut. Sie wurde experimentell entwickelt und stellt eher eine konservative Regel dar. Einer von 5 Schülern benötigt mehr als 12 Wiederholungen, bevor das Programm gestreckt werden kann. Zehn Intervalle ohne Absinken der Verhaltensquote sollten als Minimum betrachtet werden, unterhalb dessen man die Kontrolle über das Verhalten zu verlieren riskiert, wenn man die Quote zu schnell streckt. Wenn man die Regel der fünfzehn Intervalle anwendet, darf man ein Absinken des Verhaltens in einem oder zwei Intervallen ruhig übersehen. Mary wird zum Beispiel nach einem 3:1 Quotenprogramm verstärkt, wenn sie Geschichten mit den zu buchstabierenden Wörtern schreibt. Sie hat bisher zwölf Wörter pro Minute geschafft. Innerhalb der letzten fünfzehn Intervalle (fünfundvierzig Wörter) sank Marys Quote für zwei Intervalle auf zehn Wörter pro Minute ab. Das kann ignoriert und die Quote gestreckt werden.

Während der Quotenstreckung sollte man das Verhalten genau beobachten. Wenn die Rate über mehr als fünf Verstärkungsintervallen sinkt, hat man das Programm zu schnell gestreckt. Man muß die Raten wieder verkürzen und mehr Verstärkungen ausgeben. Das Verstärkungsprogramm muß erweitert werden, wenn die Verhaltensquote über fünf aufeinanderfolgende Verstärkungsintervalle sinkt.

Zusammenfassung der Streckungsregeln

Zu der Frage, ob das Programm gestreckt werden soll, kann man folgendes zusammenfassend sagen:

1. Zählen Sie fünfzehn Verstärkungsintervalle durch.
2. Kontrollieren Sie die Verhaltensquote in diesen fünfzehn Intervallen.
3. Wenn die Quote in den letzten dreizehn Intervallen konstant war oder gestiegen ist, können Sie das Programm strecken.
4. Nach jeweils fünf Intervallen, in denen die Verhaltensquote abgenommen hat, verkürzen Sie die Quote und verteilen Sie mehr Verstärkungen.

Wie weit kann man ein Programm strecken?

Man kann keine einfache Regel dafür geben, wieweit man ein Programm strecken kann. Stetiges Verfolgen, Auflisten und Kontrollieren der Daten gewährleisten den richtigen Ansatz. Solange die Verhaltensquote steigt, ist das Programm richtig gewählt. Wenn aber die Quote über fünf aufeinanderfolgende Verstärkungsintervalle sinkt, müssen mehr Verstärkungen gegeben werden. Eine Streckung des Programms sollte nur in angemessenen Abschnitten erfolgen, um zu vermeiden, daß das Verhalten außer Kontrolle gerät.

Wenn sinkende abweichende Verhaltensweisen herausgestellt, gemessen, aufgelistet und kontrolliert wurden, dann kann man sich an folgende Richtlinie halten: Das Verstärkungsprogramm sollte niemals geringer als die Durchschnittsquote des abweichenden Verhaltens sein. Angemessenes Verhalten, das in der Intensität zunimmt, sollte entsprechend der Quote verstärkt werden, mit der das abweichende Verhalten auftritt und nicht verstärkt wird. Mary spricht zum Beispiel unerlaubt während der Zeit, in der der Lehrer sich um die Lesegruppe kümmern muß. Eigentlich sollte sie in dieser Zeit ruhig lesen. Marys Quote des unerlaubten Redens lag bei 2,2 in der Minute. Der Lehrer begann, ruhiges Lesen mit einer Quote von 2,5 pro Minute zu verstärken (1,1 × 2,2 = 2,42 × 2,5). Marys Rate des unerlaubten Redens sank auf 1,2 pro Minute. Wieweit kann nun das Program gestreckt werden? Es wäre nicht sehr klug, das Programm unterhalb von 1,2 Verstärkungen pro Minute sinken zu lassen. Das könnte zu einer Verstärkungsdeprivation führen und den Verlust der Kontrolle über das Verhalten bedeuten. Die Leistung sinkt nach der Streckung des Programms.

Es muß darauf hingewiesen werden, daß jedes Absinken der Leistung nach einer Streckung des Programms auf eine zu schnelle Streckung zurückzuführen ist. Der Lehrer sollte sofort zu einem umfangreicheren Verstärkungsprogramm überwechseln. Normalerweise muß das Programm so weit angereichert werden, daß es umfangreicher ist als zu dem Zeitpunkt, an dem die Kontrolle über das Verhalten verlorenging. Zum Beispiel erhält ein Schüler, der während der Schreibaufgaben spricht, Gutscheine für das Schreiben von Geschichten mit einer Quote von einem Bon pro fünfzehn Worte. Die Länge seiner Geschichten nimmt ständig zu und das Sprechen langsam ab. Dann wird das Programm auf einen Gutschein pro sechzig Worte gestreckt. Das Sprechen nimmt wieder zu und die Geschichten werden kürzer. Das Programm kann wieder auf einen Gutschein pro zehn Worte erweitert werden, um erneut eine Abnahme des Sprechens und eine Zunahme der Länge der Geschichten zu erzielen.

Wenn die Leistung nachläßt, sollte man das Verstärkungsprogramm auf seinen Umfang und die Effektivität der Verstärker überprüfen. Oftmals müssen beide Komponenten geändert werden, um wieder eine positivere Verhaltensänderung herbeizuführen.

Im allgemeinen ist es klüger, das Verstärkungsprogramm eher etwas umfangreicher zu gestalten. Strecken Sie das Programm langsam, und versichern Sie sich, ob die Quote des erwünschten Verhaltens hoch und stabil genug und die des abweichenden Verhaltens niedrig und stabil genug bleibt. Wenn das der Fall ist, ist alles in Ordnung.

Ein Beispiel für eine Streckung

Wir wollen uns ein weiteres Beispiel für die Streckung eines Verstärkungsprogramms ansehen. In diesem Fall war der Lehrer sorgfältig bemüht, das Programm auch langsam genug zu strecken. Mary ging in die 7. Klasse, hatte aber nicht einmal den Wissensstand im Fach Englisch der 6. Klasse. Sie fertigte ihre schriftlichen Aufgaben nicht an, saß da und weinte, wenn sie nachsitzen mußte. Beim Aufsatzschreiben schaffte sie selten mehr als zwei Sätze. Sie ließ verlauten, daß sie Englisch haßte, besonders aber Aufsätze. Sie schien jedoch genug Vorstellungsvermögen zu haben, denn in der Pause erzählte sie ihren Freunden amüsante Geschichten. Marys Hefte waren voll von ausradierten Stellen. Man hatte den Eindruck, daß sie ständig Angst hatte, Fehler zu machen und sie war so mißerfolgsorientiert, daß sie mit nichts fertig wurde. Von dieser Annahme ausgehend, entwarf ihre Englischlehrerin ein Programm, um ihre Aufsätze zu verbessern. Sie stellte Marys letzten vier Aufsätze nach der Anzahl der geschriebenen Worte pro Minute dar (vgl. Abb. 18). Das war die Basisrate. Mary sollte für jedes geschriebene Wort, das über ihrem Basisdurchschnitt von elf Worten pro Aufsatz lag, einen Punkt bekommen. Rechtschreibefehler, Interpunktion und Grammatik wurden nicht bewertet. Für jedes Wort, das über die Anzahl von 11 Wörtern pro Geschichte geschrieben wurde, erhielt Mary einen Punkt, der für 30 sec. früheres Nachhausegehen am nächsten Tag eingetauscht werden konnte. Abbildung 18 zeigt, wie schnell Marys Geschichten an Länge zunahmen. Das frühere Entlassen war ein wirkungsvoller Verstärker für das Aufsatzschreiben. Nach einer Woche wurde ersichtlich, daß Mary wirklich gute Geschichten schreiben konnte. Rechtschreibung und Grammatik waren katastrophal, aber der Inhalt war eindrucksvoll. Die Lehrerin zeichnete die Tagesquoten auf und führte das folgende Programm ein: »Für zehn Worte über deine Durchschnittsrate der Vorwoche bekommst du eine 3, für zwanzig eine 2 und für fünfunddreißig eine 1.« Mary erfand lange Geschichten. Gegen Ende der zweiten Woche blieb sie sogar länger als notwendig. Die Lehrerin streckte das Programm von einer Minute für je zwei Punkte auf eine Minute für je drei Punkte. Mary sagte, das mache ihr nichts aus. Und das stimmte auch, denn am nächsten Tag blieb sie bis zur regulären Schulzeit. Die Lehrerin streckte die Quote weiter auf eine Minute für je fünf Punkte, und Marys Quote blieb beständig. In der Mitte der dritten Woche änderte die Lehrerin das Programm. Sie zählte nun auch Rechtschreibefehler. Diese trug sie unter der Länge der Geschichte ein. Für jede Abnahme der Fehler bei zwei Worten erhielt

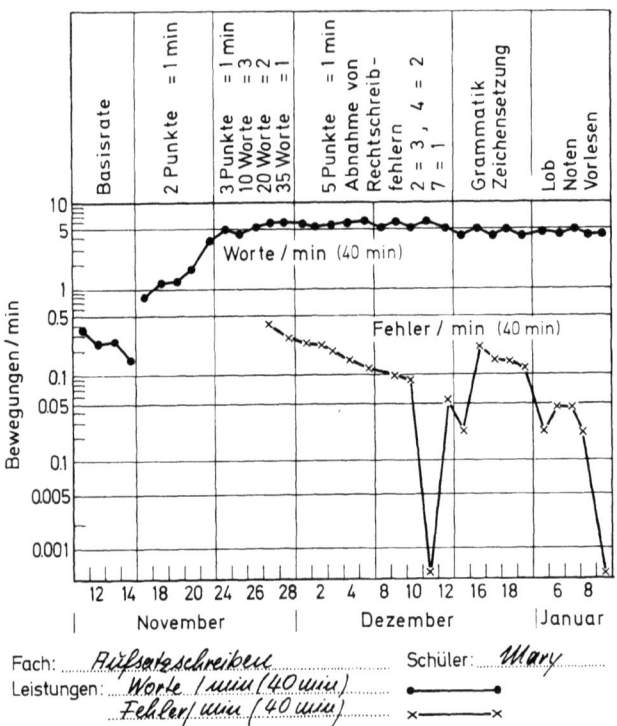

Abb. 18. Plan zur Streckung eines Verstärkungsprogramms

Mary eine 3, für vier Worte eine 2 und für sieben Worte eine 1. Nach mehr als einer Woche verdiente Mary ihre erste 2, sie hatte aber auch schon Einser verdient. Diese Abnahme störte sie nicht weiter, denn die Quote blieb erhalten. Diese Abfolge wurde beibehalten. Zusätzlich ließ die Lehrerin Mary eine ihrer besten Geschichten der Klasse vorlesen. Das war großartig. Für diese Ehre wurden nur die besten Geschichten ausgewählt. Am folgenden Tag sagte Mary ihrer Lehrerin, daß sie nicht mehr früher nach Hause gehen wolle. Sie liebte Englisch. Die Abfolge wurde verringert.

Die Lehrerin führte Programme ein, bei denen bessere Grammatik und richtige Interpunktion erzielt wurden. Mary verdiente niemals weniger als eine 3 pro Tag. Nach sechs Wochen wurden alle Programme abgesetzt. Das Verhalten wurde durch gute Noten, Lob und die gelegentliche Möglichkeit, einen Aufsatz vorzulesen oder ihn am Schwarzen Brett aufzuhängen, aufrechterhalten.

Randomisierung des Programms

Es ist nicht wünschenswert, einheitliche Intervalle zwischen den Verstärkungen beizubehalten, auch wenn das Programm mehrfach gestreckt wurde oder der Schüler sich in einem hohen Quotenprogramm, wie z. B. 500:1 befindet. Es ist genausowenig wünschenswert, bei einem niedrigen Quotenprogramm eine gleichbleibende Anzahl von Reaktionen zwischen den Verstärkungen aufrechtzuerhalten. Es ist deshalb nicht wünschenswert, weil Verhalten, das nach einem gleichbleibenden Intervall- oder Quotenprogramm aufrechterhalten wird, gegen eine Abschwächung nicht genügend resistent ist. Verhalten, das nach einem Zufalls- oder Intervallprogramm aufrechterhalten wird, ist dagegen sehr resistent gegen die Abschwächung. Bei einem Zufallsprogramm gibt es keine gleichen Zeitabstände zwischen den Verstärkungen. Das Programm kann bei 500:1 liegen, aber die Verstärkung kann überall zwischen der ersten und eintausendfünfhundersten Reaktion erfolgen. Es ist ratsam, die Zeit der zufälligen Verstärkung innerhalb des dreifachen Durchschnitts des Intervall- oder Quotenprogramms zu halten. Die Durchschnittsquote beträgt zum Beispiel 100:1. Nach ungefähr jeder hundertsten Reaktion erfolgt die Verstärkung. Die Verstärkung sollte aber nicht nach der dreihundertsten Reaktion erfolgen. Eine typische Sequenz, die im Durchschnitt bei 100:1 über 6 Intervallen liegt, könnte hier zum Beispiel sein: 3, 5, 105, 140, 244, 103.
Ein Schüler, dessen Verstärkungsprogramm sorgfältig gestreckt und randomisiert wurde, wird seine hohe Rate von erwünschtem Verhalten in der Klasse beibehalten, wenn der Lehrer für die normale Menge von sozialer und nicht-sozialer Verstärkung sorgt. Die Streckung kann so lange fortgesetzt werden, bis der Schüler angemessenes Sozial- und Schulverhalten auch dann zeigt, wenn er nicht mehr Verstärkungen erhält als die anderen Schüler.

Weitere Vorteile

Zufallsprogramme sind für den Lehrer praktikabler als fixierte Programme. Er muß den Schüler nicht ständig beobachten und die Verstärkungsintervalle nicht so genau messen bzw. die Reaktionen nicht so genau zählen. Er ist nur angehalten, dem Schüler gelegentlich Aufmerksamkeit zu schenken, und kann sich vergewissern, ob die Verstärkungsquote ausreicht, indem er die Gesamtzahl der Verstärkungen pro Tag feststellt. Dadurch kann er sicher sein, daß angemessenes Verhalten verstärkt wird. Auch das kann zufällig geschehen, wie stichprobenartige Qualitätskontrollen in der Industrie. Wenn ein Lehrer erst einmal genug Erfahrung in der Modifikation abweichenden Verhaltens gesammelt hat, hat er auch Erfahrung in der richtigen Vergabe von Verstärkungen. Er muß sich jedoch selbst gelegentlich kontrollieren, ob er genügend Verstärkungen vergibt bzw. abweichendes Verhalten ignoriert, um seine eigenen Gewohnheiten zu erhalten.

13 Aufrechterhaltung der Verbesserungen

Auch wenn ein Schüler ein gutes Programm zur Verhaltensänderung durchlaufen hat und jetzt nach einem gestreckten und randomisierten Programm verstärkt wird, kann er nicht in jede Klasse eingegliedert werden und sich dort gleichbleibend richtig verhalten. Verhalten, das nicht verstärkt wird, schwächt sich wieder ab und verschwindet möglicherweise sogar ganz. Verhalten, das verstärkt wird, tritt häufiger auf: abweichendes Verhalten kann rekonditioniert werden. Wir sollten uns nun näher mit einigen Problemen bezüglich der Beibehaltung des umgestalteten Verhaltens von Problemschülern und der Möglichkeit einer weiteren Verbesserung befassen.

Auswahl der Klasse

Es ist ratsam, daß ein Schüler, dessen abweichendes Verhalten durch angemessenes ersetzt werden konnte, in eine Umgebung kommt, in der sein angemessenes Verhalten periodisch verstärkt wird. Diese Vorsichtsmaßnahme dient der Sicherung und Stabilisierung des neuen Verhaltens. Man sollte vermeiden, den Schüler in eine Klasse zu schicken, in der der Lehrer nicht darauf vorbereitet ist, ausschließlich angemessenes Verhalten zu verstärken. Wenn dieser Schüler auf einen Lehrer trifft, der angemessenes Verhalten nur in geringem Maße verstärkt und ein Verstärkungsprogramm anwendet, das dem die ursprünglichen Verhaltensprobleme verursachenden sehr ähnlich ist, so kann das die alten Effekte wieder hervorrufen. Manche Lehrer produzieren ihre Problemschüler selbst. Deshalb sollte man die Klasse, in die der Schüler im nächsten Jahr geschickt werden soll, sorgfältig auswählen, wenn man schon einmal viel Zeit und Mühe in ein Programm zur Verhaltensänderung gesteckt hat. Der Schüler sollte in eine Klasse geschickt werden, in der in ausreichendem Maße diskriminative Reize und Verstärker zur Erhaltung des angemessenen Verhaltens vorhanden sind, oder der Lehrer der Klasse, der sich mit diskriminativen Reizen und Verstärkungen nicht so gut auskennt, sollte unterwiesen werden, wie er ein optimales Klima für diesen Schüler schaffen kann. Besteht diese Möglichkeit nicht, maximiert man für den Schüler die Chance, sein abweichendes Verhalten wiederzuerlernen.

Der Erwartungseffekt

Da diskriminative Reize und Verstärker, die Verhaltensweisen eines Schülers bestimmen, von Eltern, Klassenkameraden und dem Lehrer dargeboten werden, ist es wichtig, daß alle diese Leute nur angemessenes Verhalten anregen und verstärken. Erwarten diejenigen, die das Verhalten eines Schülers kontrollieren, von ihm gestörtes Verhalten, ist es wahrscheinlich, daß sie Schlüsselreize und Verstärker aussenden, die den Schüler veranlassen, nach ihren Vorstellungen zu leben. Kommt ein früherer Problemschüler in die Klasse zurück oder wird in eine höhere Klasse versetzt, sollte der Lehrer darüber informiert werden, daß er von diesem Schüler angemessenes Verhalten erwarten kann. Der frühere Lehrer sollte Informationen über die diskriminativen Reize, die Verstärker und das Programm, das das angemessene Verhalten aufrechterhalten konnte, weitergeben. Leider geschieht es sehr häufig, daß der neue Lehrer überwiegend Schlechtes aus den Akten und von dem früheren Lehrer über den Schüler erfahren hat, das Schlimmste erwartet und dann so vorgeht, daß der Schüler wieder gestörtes Verhalten zeigt. Eltern, Mitschüler und Lehrer müssen das neue positive Bild des Schülers kennen und akzeptieren; sie tragen wesentlich zu seinem Image bei, ganz gleich ob positiv oder negativ.

Anerkennung

Das neue Sozial- und Schulverhalten kann gefestigt werden, indem man dem Schüler die Möglichkeit gibt, sich so zu verhalten, daß er Anerkennung für sein Tun erhält. Die Anerkennung von Erwachsenen und Mitschülern dient dazu, das Verhalten aufrechtzuerhalten und zu festigen. Diese Anerkennung kann in verschiedenen Formen gegeben werden. Der Lehrer kann John als Vorbild für andere Schüler hinstellen. »John macht seine Aufgaben gut. Er war sehr ruhig; das gefällt mir.« Oder John kann eine kleine verantwortungsvolle Aufgabe übernehmen. Seine schulischen Fähigkeiten können ihm zugute kommen, wenn er schwächeren Schülern helfen darf. Benutzen Sie die Unterstützung der Mitschüler; sie hilft dem Schüler, dem Nachhelfenden und dem Lehrer.

Die Fähigkeit zu lehren

Der Lehrer sollte auch weiterhin das Verhaltens- und Arbeitsniveau des Ex-Problemschülers beobachten. Treten irgendwelche Schwierigkeiten auf, sollte der Lehrer angemessenes Verhalten des Schülers häufiger verstärken. Sobald das Arbeitsniveau steigt, wird das Verstärkungsprogramm erneut auf längere Zufallsintervalle oder höhere Zufallsraten von Belohnung gestreckt. Ein erfahrener Lehrer macht das rein intuitiv. Er verstärkt den Fortschritt in solchen Streckungsperioden, kritisiert aber nicht ein Nachlassen des Arbeitsniveaus. Er kümmert sich wenig um einen hohen Arbeitsoutput bei leichteren Aufgaben, aber er fragt auch nicht, »Wie kommt es, daß Du letzte Woche nicht so viel gearbeitet hast, wie wir vereinbart haben?« Auf diese Weise wird das angemessene Verhalten des Schülers langfristig gefestigt.
Die Thematik dieses Buches richtet sich im wesentlichen auf Behandlungstechniken. Wir haben uns auf den Schüler konzentriert, der sich durch mangelnde schulische Leistungen und abweichendes Sozialverhalten auszeichnete. Er paßte nicht in das Schulsystem. Schulaufgaben waren für ihn fürchterlich und er war in keiner Weise motiviert. Ohne in den normalen Ablauf oder in Erziehungstheorien einzugreifen, stellen die operanten Techniken dieses Buches gerade den Teelöffel Zucker dar, mit dem man die Medizin leichter schlucken kann.
Die Anwendung nicht-schulischer Verstärker läßt bittere Schulstunden und schulische Methoden angenehmer werden. Aber diese Strategie ist aus mehreren Gründen nicht so optimal: es ist ineffektiv, intrinsisch nicht motivierende Methoden anzuwenden und dann zu versuchen, durch operante Techniken die Sache wieder zu retten. Es scheint in letzter Zeit eine immer größere Anzahl von Leuten zu geben, die sich gegen alle Methoden wenden, die keinen Effekt auf die intrinsische Motivation haben. Man spricht einfach mehr von »Lebensqualität«, über die Bedeutung der »Selbstverwirklichung« und über bestimmte Werte, die von den traditionellen abweichen. Die Menschen fordern mehr Freude an ihren Aktivitäten, Hochschüler bestehen auf Relevanz. Es ist zu früh, um sagen zu können, in welchem Ausmaß und auf welche Art diese Bewegungen Erziehungsziele und -praktiken beeinflussen können. Für einen erfahrenen Lehrer ist es wichtig, beim Entwurf von Unterrichtsplänen Lerngesetze anzuwenden, die intrinsisch motivierend sind. Die bezeichneten Verstärker sind nur dann notwendig, wenn die schulischen Aufgaben selbst nicht verstärkend wirken. Ruhiges Arbeiten, Leerlaufperioden,

Stillsitzen während des Unterrichts, striktes Folgeleisten der Anweisungen und bestrafende Konsequenzen findet man häufig in der Schule. All dies wirkt nicht-verstärkend und sogar bestrafend und ist eventuell nur für wenige Bereiche wie z. B. das Militär, Krankenhäuser und Gefängnisse überhaupt sinnvoll. Die Schüler sind die Bürger von morgen. Wir sollten ihnen beibringen, Lebensqualität zu entdecken und zu verwirklichen, sie zu erhalten und zu verbessern sowie sich an den Früchten ihrer Anstrengungen zu erfreuen.

Wir müssen Erziehungsmaterial und -techniken entwickeln, die intrinsisch motivieren oder verstärken. Das ist natürlich eine schwierige Aufgabe, wenn wir im alten Trott verbleiben und Angebote machen, die bisher nur mäßig erfolgreich waren. Wir sollten uns einmal selbst fragen, »Wie sehr hat uns eigentlich die Schule gefallen?«. Einige von uns würden sagen »gut«. So schwer es auch ist, neue Methoden zu entwickeln; wir sollten uns doch dieser Aufgabe stellen. Fähige Lehrer sind erfolgreicher und werden auch mit Material erfolgreich sein, das intrinsisch motiviert. Hierzu gibt es bereits einige Leitgedanken. Zunächst einmal sollten wir den Stimulus-Charakter des Unterrichtsplanes in Betracht ziehen. Er sollte so gestaltet sein, daß viele Sinne so stark wie möglich angesprochen werden. Neue Kurse werden attraktiver gestaltet und enthalten audiovisuelle Hilfsmittel. Leider werden diese Multimedienpakete mißbraucht, indem man dem Schüler diese Hilfen einfach in die Hand drückt. Solange er das erwünschte Verhalten nicht in hohem Maße zeigt, wird er nicht verstärkt. Außerdem ist Verstärkung viel wirkungsvoller, wenn sie vom Lehrer oder den Mitschülern kommt. Der Lehrer muß dem Schüler die Hilfsmittel erklären und seine Anstrengungen so lange verstärken, bis das Material auf ihn intrinsisch motivierend wirkt. Dabei spielt es keine Rolle, wie attraktiv etwas dargeboten wird; wenn es Unsinn ist, verliert es bald seine Attraktivität.

Gute Anweisungen sind sehr wichtig. Zu erkennen, was relevant ist, kann gelehrt werden, leider kann der Schüler einen großen Teil seines Wissens außerhalb der Schule gar nicht anwenden. Lehrer und andere Erwachsene können die Relevanz der Erziehung dadurch demonstrieren, daß sie die Anwendung des Materials und des Verhaltens, das sie zu lehren versuchen, vorführen. Erziehungsziele werden in Modellen dargestellt und erscheinen relevanter, wenn das Reizmaterial seiner Anwendung nach in der entsprechenden Umwelt dargeboten wird. Frösche leben an Teichen und Bächen, Wirtschaftler in Banken und Büros, Gesetze in Gerichtshöfen und Polizeistationen, Mathematik in Stoffgeschäften, in Ingenieurbüros und bei der Berechnung der Statik. Diese Dinge kann derjenige Lehrer am besten lehren, der seine Interessen aktiv vertritt, während er das Projekt mit den Schülern durchgeht. Das geschieht nicht durch Bücherlesen, durch Zahlenreihen zusammenzählen oder innerhalb der vier Wände des Klassenzimmers. Jungen lernen besser lesen, wenn sie die Beschreibung zur Überholung eines Vergasers durchlesen sollen. Sie lernen besser rechnen, wenn sie die Länge der Spanten für ihr neues Boot ausrechnen sollen. Die Art des Modells und sein Realitätswert steigern die Wahrscheinlichkeit des erwünschten Verhaltens und der Schüler bleibt länger bei der Aufgabe, da diese intrinsisch verstärkend wirkt.

Wir haben gesehen, daß die wirkungsvollsten Verstärkungstechniken der Peer-Group bedürfen. Schüler arbeiten und unterhalten sich gerne miteinander. Lernaufgaben, die als Gruppenprojekte präsentiert werden, erhalten das Interesse und die Teilnahme des Schülers erfolgreicher. Der Lehrer dient als Modell und Führungspersönlichkeit; die Gruppe ahmt nach und experimentiert; die Schüler verstärken sich gegenseitig. Umgebung, Material und Aufgabe sollten die Möglichkeiten der Erforschung, der Manipulation und der Einsicht in die Relevanz der Aufgaben und ihres Stellenwertes in der realen Welt bieten.

Verbessern Sie Ihre Fähigkeiten

Obwohl ein erfolgreiches Programm zur Verhaltensänderung von der systematischen Anwendung der Gesetze des sozialen Lernens abhängig ist, stellt es kein Kochrezept dar. Jeder Schüler mit einem Verhaltensdefizit versetzt den Lehrer in eine neue Situation, die von ihm die Verknüpfung seiner Kenntnisse über die Lerntheorie mit der Fähigkeit, neue Wege der Verstärkung zu finden, erfordert. Die Fähigkeit, ein einfaches aber wirkungsvolles Programm zur Verhaltensänderung zu entwerfen, wird wahrscheinlich dadurch am besten gefördert, wenn man seine ersten praktischen Erfahrungen mit solchen Programmen macht. Der Erfolg wird wohl am besten dadurch gesichert, indem man neue Programme mit anderen Lehrern, die über mehr Erfahrung verfügen, diskutiert und plant, und indem man Fallbeispiele liest, in denen verschiedene Techniken dargestellt werden. Dazu können Sie auf die Artikel in den im Anhang aufgeführten Zeitschriften und auf den ständigen Strom neuer Veröffentlichungen zurückgreifen.

Je mehr operante Techniken Sie anwenden, desto mehr werden Sie sich subtiler Wege bewußt, wie Sie Verhalten beeinflussen können.

Sie sollten sich so sehr in die Theorie einarbeiten, so daß Sie wie ein versierter Handwerker oder Redner der feinen Nuancen gewahr werden, die einem Neuling oder Dilettanten verborgen bleiben. Für die meisten von uns sind operante Konditionierungstechniken fremd, da wir unserer kulturellen Norm gemäß von den Menschen erwarten, daß sie das Richtige tun und wenn sie das tun, ignorieren wir ihr Verhalten. Wir sind großgezogen worden von Eltern, Lehrern, Verwandten und Vorgesetzten, die immer schnell bei der Hand waren, uns zu bestrafen, wenn wir etwas Falsches getan haben. Wir lernen, auf Fehler oder Ungewöhnliches hinzuweisen und lesen von Gesetzesbrechern, ignorieren aber Leute, die sich normal und gut verhalten. Das normale Gute gehört zum Inventar, das uns umgibt. Um in der Anwendung operanter Konditionierungstechniken erfahren zu werden, müssen Sie einen Wandel in Ihren Ansichten und Ihrem philosophischen Standpunkt durchmachen. Wenn Sie das erreicht haben, wird Ihr Verhalten und Ihre Art, auf Leute zu reagieren, Sie in eine kulturelle Minderheit führen. Sie werden auf Leute achten, die das tun, was Ihnen gefällt und sie dafür verstärken; Sie werden Verhalten ignorieren, das Sie ärgert. Sie werden vielleicht etwas seltsam, aber äußerst fähig sein.

Die Bedeutung der Daten

LINDSEY rät uns, immer auf die Daten zu achten, die uns anzeigen, ob wir richtig liegen. Wenn nicht, sollten wir es noch einmal versuchen. LINDSLEY fand heraus, daß, wenn zehn Leute von den operanten Konditionierungstechniken gehört haben und Verhalten auf diese Art ändern wollen, zwei von ihnen das Problem dadurch klären, daß sie es nur herausstellen und die Basisrate messen. Sieben von ihnen ändern das Verhalten beim ersten Mal, indem sie bis zur Intervention und Streckung kommen. Der letzte von ihnen ändert das Verhalten schließlich nach mehreren Versuchen. Zusätzlich zu diesen zehn gibt es noch neunzig andere, die etwas über das operante Konditionieren gehört haben, die aber nichts dergleichen versuchten. Nehmen wir an, daß Sie sich in operanten Techniken versuchen und daß diese für Sie funktionieren, so gibt es doch keine Garantie dafür, daß Sie diese auch weiterhin verwenden werden. Eine Nachuntersuchung, die ich bei sechsunddreißig Lehrern, die erfolgreich das Verhalten eines ihrer Schüler änderten, durchführte, ergab folgendes: ein Jahr nach Ende des Projektes benutzten nur noch neun Lehrer genauso häufig oder häufiger operante Techniken als ein Jahr zuvor. Zwölf weitere Lehrer hatten über einen bestimmten Schüler im letzten Jahr Daten gesammelt, wandten die Techniken aber nicht so häufig an wie während des Projektes. Zehn Lehrer behaupteten, angemessenem Verhalten mehr Aufmerksamkeit zu schenken und unangemessenes Verhalten zu ignorieren, obgleich sie im letzten Jahr keine Verhaltensmessungen durchgeführt hatten. Fünf Lehrer wandten überhaupt nichts von dem an, was sie gelernt hatten. Wie kann man sein eigenes Verhalten und Interesse auf dem Niveau halten, das man einmal erreicht hat? Ein besseres und leichteres Lehren war für fünfundsiebzig Prozent der Lehrer, die die operante Technik gelernt hatten, keine ausreichende Verstärkung, ihr Verhalten aufrechtzuerhalten. Wie kann man das aber erreichen?

Auf diese Frage gibt es vermutlich nur Teilantworten. Denken wir zunächst an den Rat aus der Einleitung. Gestalten Sie die Situation so, daß auch noch ein anderer Lehrer operante Techniken anwendet. Sprechen Sie mit diesem Lehrer. Tauschen Sie Ideen, Probleme, Lösungen und Daten aus. Bringen Sie es auch anderen bei. Wenn Sie Ihre Daten im Lehrerzimmer diskutieren, werden andere Lehrer mit Fragen zu Ihnen kommen. Sie werden Ihre Techniken ausprobieren wollen. Helfen Sie ihnen, das ist sehr verstärkend. Sammeln Sie Daten über sich selbst. Das ist sehr einfach und äußerst wichtig. Kontrollieren Sie Ihren Gebrauch der operanten Techniken genauso wie Ihr Gewicht, wie das, was Sie essen, wie die Zigaretten, die Sie rauchen, wie die Komplimente, die Sie Ihrem Partner zukommen lassen. Gehen Sie Ihrem Verhalten nach, um die Kontrolle zu behalten. Das ist das Wesentliche der operanten Selbstkontrolle und Selbstverstärkung, wie sie in Kapitel 11 diskutiert wurde. Das scheint die beste Technik zu sein, um Schülern und uns selbst neues Verhalten zu lehren, das über längere Zeit erhalten bleibt. Nicht jedes funktionierende Verhalten hat über längere Zeit Bestand. Verhalten, das sofort verstärkt wird, ersetzt Verhalten, das sonst über längere Zeit funktioniert. Deshalb auch die immer wiederkehrenden Probleme des Nörgelns, Rauchens, der Drogenabhängigkeit, der Gewichtszunahme und des Häuserbauens in flut- und erdbebengefährdeten Gebieten. Gehen Sie dem Verhalten nach und kontrollieren Sie es. Versuchen Sie, das System zu erfassen, daß Sie für den Gebrauch effektiverer Techniken und für besseres Lehren auch besser bezahlt werden und dementsprechend mehr Anerkennung finden. Wirken Sie auf den Rektor, die Eltern und das allgemeine System ein. Wir müssen lernen, gutes Verhalten zu verstärken und uns nicht auf die Bestrafung schlechten Verhaltens zu konzentrieren.

Tina und die operante Klasse

Abschließend wollen wir uns ansehen, wie eine operante Klasse funktioniert. Erinnern wir uns an das Beispiel von Tina in Kap. 11. Im September kam Tina ins erste Schuljahr. Nach zwei Wochen konsultierte mich Tinas Mutter. Wir befanden uns in einer Notlage. Tina war ein großes Problem in der Schule. Die Schulbehörde war eingeschaltet und Tina sollte in eine Klasse für geistig behinderte Kinder versetzt werden. In den letzten beiden Jahren im Kindergarten war Tinas IQ von Mitte fünfzig bis auf fast achtzig gestiegen. Aber Tina zeigte einige ungewöhnliche Verhaltensweisen. Sie kam nicht von der Schule nach Hause, sie kam von der Pause nicht in die Klasse zurück. In der Cafeteria schrie sie, tanzte umher, schlug andere Kinder, warf Essen durch die Gegend und ärgerte die Lehrer. In der Klasse aß Tina Zierfische aus dem Aquarium, zeigte eine Aufmerksamkeitsspanne von nahezu Null, redete, machte Unsinn, zerriß Papier, spielte im Trinkwasserbecken, machte sich häufig in die Hosen und saß die meiste Zeit nicht auf ihrem Platz. Der Rektor war der Meinung, daß Tina ihre Lehrerin unnötig belastete, stimmte aber einer zweimonatigen Beobachtungszeit zu. Tinas Lehrerin war sehr skeptisch, ob sie Tinas Verhalten werde ändern und die anderen fünfundzwanzig Kinder gleichzeitig werde unterrichten können. Sie war gewillt, für eine gewisse Zeit operante Techniken durchzuführen. Wir gingen an die Arbeit.
Die Verstärkung war kein Problem. Tina liebte ihre Lehrerin; sie konnte also ihren Weg zur Schule finden. Tina klammerte sich an die Beine der Lehrerin und war glücklich, wenn sie sich um sie kümmerte. Sobald die Lehrerin Zeit mit ihr verbrachte, benahm sie sich anständig. Sobald die Lehrerin zu anderen Kindern ging, zeigte Tina wieder störendes Verhalten, um die Aufmerksamkeit auf sich zu lenken. Zwei Jungen und eine Klassenkameradin namens Ann mochte Tina besonders. Mit ihnen wollte sie gerne an der Hand gehen. Somit hatten wir drei weitere Quellen zur sozialen Verstärkung. Unsere Aufgabe bestand darin, für Tina entsprechendes Arbeitsmaterial zu besorgen, klare Schlüsselreize zu geben und ausschließlich angemessenes Verhalten zu verstärken.
Die Auswahl des Arbeitsmaterials war eine ziemlich schwere Aufgabe. Tina konnte kaum ihren Namen schreiben. Zusätzlich zu ihrem Aufmerksamkeitsdefizit hatte sie schwere wahrnehmungsmotorische Probleme. Nach einigen Buchstaben malte sie kleine Kreise auf das Papier. Lesen konnte sie überhaupt nicht. Der Schulpsychologe, der Tina testete, war der Meinung, daß Tina niemals mit Rechenaufga-

ben fertig werden könnte, die über die Zahl zehn hinausgingen. Die Lehrerin fertigte für Tina besonderes Arbeitsmaterial an. Die erste Aufgabe bestand darin, zwischen zwei weit auseinanderliegenden parallelen Linien hindurchzuschneiden, wobei die Linien langsam immer aneinanderrückten.
Mit den Verhaltensproblemen wurden wir leichter fertig. Ann bekam einen Platz hinter Tina. Sie durfte sich aber nur um Tina kümmern, wenn diese Hilfe brauchte oder die Hand hob. Zu bestimmten Zeiten durfte Ann Tina so lange helfen bis diese die Hand hob. Die Lehrerin schenkte Tina nur dann Aufmerksamkeit, wenn sie sich anständig benahm. Die Klasse lernte schnell. Tina liebte das Schneiden mit der Schere, den Umgang mit Farben und Knetmasse. Tina mußte sich dieses Material, das sonst im Schubfach ihres Tisches aufbewahrt wurde, immer erst durch einige Minuten Arbeit verdienen. Einige Arbeitsminuten führten sie schneller an diese Materialien heran. Mit Hilfe der sozialen Verstärkung durch die Lehrerin und die Klasse zeigte Tina nach zwei Wochen kein Problemverhalten mehr. Sie saß an ihrem Platz und arbeitete. Die Arbeitsintervalle zwischen den Verstärkungen waren sehr kurz, aber sie wurden ständig länger. Die Lehrerin war sehr erfreut, aber nun gab es ein neues Problem. Tina war nun kein Monster mehr, aber man mußte ihr auch etwas beibringen. Würde die Lehrerin das schaffen? Wir konnten ihr versichern, daß sie bereits mehr erreicht hatte als was von Experten vorher als möglich angesehen worden war.
Nach zwei Monaten wurde eine Besprechung abgehalten. Tina sollte in der Klasse bleiben. Obwohl in der Förderklasse jeder Lehrer nur zwölf Schüler hatte, wandte man Standard-Gruppeninstruktionen an. Im besten Falle konnte man sich also dreißig Minuten am Tag intensiv um Tina kümmern. Sie bekam aber bereits hundert Minuten am Tag Einzelanweisungen. Zwanzig Minuten vor Schulbeginn kümmerte sich die Lehrerin nur um Tinas Aufgaben. Ann, Bob, Kent und andere Schüler, die immer früh mit ihrer Arbeit fertig waren, verdienten das Privileg, sich für die restlichen achtzig Minuten um Tina zu kümmern. Dank besonderer Ausbildung sorgte die Lehrerin für besonderes Material, um Tinas Wahrnehmung zu trainieren.
Seit Dezember arbeitete die Lehrerin mit der ganzen Klasse auf der Basis von Zeitpunkten. Die Schüler hatten entsprechende Tabellen auf ihren Tischen. Sie verdienten Punkte für vier schulische und sechs soziale Bereiche. Die Zeitpunkte konnten sie für verschiedene Dinge verwenden, zum Beispiel dafür, um anderen Schülern Nachhilfe zu geben, darunter auch Tina. Die Lehrerin berichtete, daß sie seit der Einführung des Zeitpunktesystems täglich 25 Minuten früher mit der

täglichen Arbeit durchkam. Die restliche Zeit verbrachte die Klasse mit verschiedenen Aktivitäten. Die Gruppenanweisung wurde nur noch in begrenztem Maße angewandt. Die Schüler arbeiteten in kleinen, informellen Gruppen. Seit Jahren konnten sich die Schüler in der Wahl der Texte herausfordern: Ein Schüler kann jeden anderen der Gruppe herausfordern oder einige Schüler können ein anderes Buch lesen oder auch ein Schüler liest ein Buch, das kein anderer in der Klasse gelesen hat. Die Schüler arbeiteten gut zusammen und wollten vorankommen. Die Lehrerin hatte nicht mehr mit Verhaltensproblemen zu kämpfen. Es ging nur noch darum, die schulischen Leistungen so weit wie möglich zu fördern.

Jetzt war es März und Tina hatte sich ganz gut gemacht. Sie arbeitete zwischen vier und sechs Minuten hintereinander ganz alleine. Ihre längste Arbeitsperiode hatte sie beim Schreiben. Tina hatte sich durch drei Vorschullesebücher und eine Fibel hindurchgearbeitet und las jetzt in einem normalen Lesebuch. Sie war nicht die schlechteste Leserin. Bis 10 kann sie ganz leicht rechnen. Sie schrieb jetzt besser, weil sie nicht auf Papier mit größeren Linienabständen schreiben mußte, sondern jetzt kleiner in engeren Linien schreiben durfte. Gegen Ende ihrer Aufmerksamkeitsspanne, wenn Ann sah, daß sie umherschaute, bekam Tina neue Arbeit. Sie machte sich sofort daran.

Aufgrund ihres früheren Verhaltens durfte Tina nur einmal in der Woche im Erfrischungsraum essen. Jetzt darf sie jeden Tag dorthin. Warmes Essen ist sehr verstärkend; durch ihr tägliches Verhalten kann sie das Mittagessen für den nächsten Tag verdienen. Seit Oktober geht Tina auch alleine nach Hause. Sie hat sich nicht mehr verlaufen. Die abweichenden Verhaltensweisen nahmen von selbst ab, als Tina für das Lernen verstärkt wurde. Sie ist sehr stolz auf ihre Schulkenntnisse. Genauso stolz sind auch ihre Eltern, der Rektor, die Lehrerin und die Klassenkameraden. Tina bekommt keine Medikamente mehr und zeigt nur noch selten die früheren bizarren Verhaltensweisen. Sie braucht immer noch klare beständige Schlüsselreize und Verstärkungen. Wenn sie zu viele Aufgaben auf einmal erhält, springt sie von einer zur anderen. Es wird wahrscheinlich noch einige Jahre dauern, bis Tina ihr eigenes Verhalten für längere Zeit selbst unter Kontrolle hat.

Die erfolgreichen Anstrengungen von Tinas Lehrerin reichten über ihre Klasse hinaus. Seit 1970 erhielt sie einen Referendar zugeteilt, der sich sehr schnell in den operanten Techniken forbildete. Außerdem brachte sie die Techniken zwei weiteren Lehrern der Schule bei, die Verhaltensproblemen in ihren Klassen erfolgreich begegnen konnten. Das wirkte für Frau Lee sehr verstärkend. Sie wird oft von anderen Lehrern um Rat gefragt und hilft ihnen gerne. »Seitdem ich diese Techniken anwende, fühle ich mich am Ende eines Schultages wohl und das Lehrersein ist zufriedenstellender.«

Weiterführende Literatur

Die Forschung in der Anwendung operanter Konditionierungstechniken in der Schule schreitet sehr schnell voran. Es erscheinen fortlaufend neue Veröffentlichungen. Wir empfehlen dem Leser auf diesem Gebiete die folgende Lektüre:
1. Zeitschriften, die regelmäßig Artikel über operante Techniken im Unterricht veröffentlichen:
   - Journal of Applied Behavioral Analysis (JABA)
   - Journal of Behavioral Research and Therapy
   - Exceptional Children
   - Journal of Special Education
2. Dem Leser, der seine Kenntnisse über Theorie und Anwendung operanter Techniken vertiefen möchte, seien folgende Bücher empfohlen:
   - Angermeier, W. F.: Kontrolle des Verhaltens. Heidelberger Taschenbücher, Band 100. Berlin, Heidelberg, New York: Springer 1976.
   - Angermeier, W. F., Peters, M.: Bedingte Reaktionen. Heidelberger Taschenbücher, Band 138. Berlin, Heidelberg, New York: Springer 1973.
   - Lefrancois, G. R.: Psychologie des Lernens. Angermeier, W. F., Leppmann, P., Thiekötter, Th. (Hrsg.). Berlin, Heidelberg, New York: Springer 1976.
3. Für den Leser, der eine zusätzliche praxisorientierte Anleitung für Maßnahmen zur Verhaltensänderung im Unterricht oder zu Hause benötigt, empfehlen wir:
   - Zimbardo, G., Ruch, F. L.: Lehrbuch der Psychologie, 3. Auflage. Angermeier, W. F., Brengelmann, J. C., Thiekötter, Th. J. (Hrsg.). Berlin, Heidelberg, New York: Springer 1978.
   - Siehe auch Punkt 2.

Sachverzeichnis

Abschwächung 17, 24
Anerkennung 85–87
Auflisten 15, 59, 62, 141

Basisdaten 38
Basisquote 62–64, 68
Basisrate 62–64, 68
Benotung 101–102
Beobachtung 58
–, operante 38, 46, 48–50
Bestrafung 21–24
Bewegungszyklen 56–59, 62

Datenerhebung 51, 55
Deprivationssituation 21, 69, 121
Determinismus 10

Empirismus 10

Feedback-Modell 31–34
Feedforward-Modell 32–34
Fehlverhalten 44
–, soziales 44
Funktionsniveau 43

Gewohnheit 14, 25, 29, 104
Graphiken 38, 59–60, 62

Habits 14, 25, 29
Hemmung 17, 20, 25, 114
Heranführung 75
Hyperaktivität 136, 137

Inhibition 20
Interaktion 15, 16, 99
Intervallverstärkung 27
–, fixierte 27
–, variable 27

Kommunikation 115
–, nicht (non-)verbale 115
Konditionierung V
–, operante V
Konditionierungstechniken 16
Konsequenzen 59
–, logische 119
–, natürliche 118
Kontingenz 59
Kontrolle 24, 25
–, bestrafende 23
–, positive 24

Leistungsdefizit VII
Lernen 8
–, soziales 8
Lernprinzipien VI

Meßintervall 58
Motivation V
–, intrinsische 161, 162

Nicht-Verstärkung 17, 19, 21, 46

operant V
operante Beobachtung 88
– Techniken 9–13
Output 28

Peer-Group 46, 61, 127, 131
PREMACK-Prinzip 80, 91–94
Problemschüler V
Problemverhalten 42, 67

Quotenprogramm 71, 157
Quotenverstärkung 27–29, 67
–, fixierte 27–29
–, variable 27–29

Randomisierung 150, 157
Reaktion 18
Reaktionskosten 120
Reduktion 58
Reiz 17
–, diskriminativer 34–36
–, neutraler 72
–, verstärkender 16
Reizempfänger 18
Reizkontrolle 36, 84

Schlüsselpersonen 38, 39
Schlüsselreize (cues) 31–37, 46–48
Selbstkontrolle 142
Shaping 75
Soziales Lernen 8
Streckung 152–157
Strichliste 7, 57

Tagesgraphik 7, 38
Toter-Mann-Verhalten 69

Verhalten 17–21
–, angemessenes 17–21
–, unerwünschtes 17–21
Verhaltensabfolgen 46, 146
Verhaltensänderung VI, IX, 12, 40, 51, 68
Verhaltensbesserung 7
Verhaltenshäufigkeit 17, 57
Verhaltensintervention 74
Verhaltenskette 146
Verhaltenskontrolle 16, 17, 36
Verhaltensprobleme 3, 57
Verhaltensstörung 3, 10
Verhaltensweise VI, 56
Verhaltenszyklen 17
Verstärker, Verstärkung 12, 45
–, differentielle 125, 127
–, negative 18, 40
–, nicht soziale 78
–, positive 24, 40
–, randomisierte 30
–, soziale 12, 45
Verstärkungsentzug 69
Verstärkungsgeschichte 25
Verstärkungsprogramme 26
Verstärkungs-Stichproben 83

Work-box 141

Zielverhalten 74, 75
Zufallsprinzip 30, 31, 62
Zufallsprogramm 30, 157

R. M. Tarpy
Lernen
Experimentelle Grundlagen

Übersetzt aus dem Englischen von
R. Schlichter
1979. 76 Abbildungen. IX, 179 Seiten
DM 39,50; approx. US $ 21.80
ISBN 3-540-09478-4

A. J. Ayres
Lernstörungen
Sensorisch-integrative Dysfunktionen

Übersetzt aus dem Amerikanischen von
C. Rasokat
Herausgeber: Stiftung Rehabilitation,
Heidelberg
1979. 12 Abbildungen. IX, 215 Seiten
(Rehabilitation und Prävention, Band 6)
DM 48,–; approx. US 26.40
Mengenpreis ab 20 Exemplare:
DM 38,40; approx. US $ 21.20
ISBN 3-540-09006-1

G. R. Lefrançois
Psychologie des Lernens
Report von Kongor dem Androneaner

Übersetzt und bearbeitet von W. F. Angermeier, P. Leppmann, T. Thiekötter
1976. 41 Abbildungen, 10 Tabellen.
XI, 215 Seiten
DM 31,–; approx. US $ 17.10
ISBN 3-540-07588-7

Intelligenz, Lernen und Lernstörungen
Theorie, Praxis und Therapie

Herausgeber: G. Nissen

Mit Beiträgen von A. Agnoli, P. E. Becker, G. Benedetti, R. B. Cattell, B. Cronholm, G. F. Domagk, J. B. Ebersole, M. Ebersole, H. J. Eysenck, C. Giurgea, G. Guttmann, H. Heckhausen, K. J. Heinhold, B. Inhelder, R. Lempp, P. Leyhausen, M. Müller-Küppers, G. Nissen, H. Papoušek, H. Remschmidt, M. Schmidt, W. Spiel, H. W. Stevenson

1977. 73 Abbildungen, 20 Tabellen.
VIII, 202 Seiten
DM 28,–; approx. US $ 15.40
ISBN 3-540-08164-X

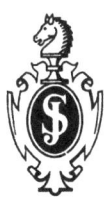

Springer-Verlag
Berlin
Heidelberg
New York

R. E. Mayer

Denken und Problemlösen

Eine Einführung in menschliches Denken und Lernen

Übersetzt aus dem Englischen von E. M. Pinto

1979. 65 Abbildungen. XI, 256 Seiten
(Heidelberger Taschenbücher, Band 199)
DM 28,80; approx. US $ 15.90
ISBN 3-540-09325-7

C. Bühler, J. Bilz

Das Märchen und die Phantasie des Kindes

Mit einer Einführung von H. Hetzer

4. Auflage. Unveränderter Nachdruck der 3. Auflage. 1977. 3 Abbildungen.
144 Seiten
DM 14,80; approx. US $ 8.20
ISBN 3-540-08221-2

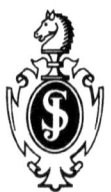

Springer-Verlag
Berlin
Heidelberg
New York

G. Mühle

Entwicklungspsychologie des zeichnerischen Gestaltens

Grundlagen, Formen und Wege in der Kinderzeichnung

4., unveränderte Auflage. 1975. 159 Abbildungen auf 39 Tafeln. VIII, 207 Seiten
DM 32,–; approx. US $ 17.60
ISBN 3-540-79676-2

C. Bühler, H. Hetzer

Kleinkindertests

Entwicklungstests vom 1. bis 6. Lebensjahr

4. Auflage. Unveränderter Nachdruck der 3. Auflage. 1977. 2 Abbildungen, 2 Ausklapptafeln. VI, 88 Seiten
DM 14,80; approx. US $ 8.20
ISBN 3-540-08222-0

W. F. Angermeier

Kontrolle des Verhaltens

Das Lernen am Erfolg

2., neubearbeitete Auflage. 1976.
49 Abbildungen, 2 Tabellen.
XI, 195 Seiten
(Heidelberger Taschenbücher, Band 100)
DM 21,80; approx. US $ 12.00
ISBN 3-540-07575-5

H. Heckhausen

Motivationsanalysen

Anspruchsniveau, Motivmessung, Aufgabenattraktivität und Mißerfolg, Spielen, Frühentwicklung leistungsmotivierten Verhaltens

1974. 63 Abbildungen. V, 269 Seiten
DM 45,60; approx. US $ 25.10
ISBN 3-540-06822-8

MIX
Papier aus verantwortungsvollen Quellen
Paper from responsible sources
FSC® C105338

If you have any concerns about our products,
you can contact us on
ProductSafety@springernature.com

In case Publisher is established outside the EU,
the EU authorized representative is:
**Springer Nature Customer Service Center GmbH
Europaplatz 3, 69115 Heidelberg, Germany**

Printed by Libri Plureos GmbH
in Hamburg, Germany